A lire avant d'être

Aide-Soignant

en Médecine

du Sommeil

MARTIN STERLING

Table des matières

« La médecine du sommeil n'est pas simplement l'étude du repos, mais celle des mécanismes qui permettent à l'esprit et au corps de retrouver l'équilibre. Chaque nuit, c'est une opportunité de rétablir la santé, et l'aide-soignant en est le gardien vigilant. »

Chapitre 1

Introduction à la Médecine du Sommeil

- **Définition et importance de la médecine du sommeil**

La médecine du sommeil est une branche médicale dédiée à l'étude, au diagnostic et au traitement des troubles du sommeil. Bien que le sommeil soit une fonction vitale essentielle, ses dysfonctionnements peuvent souvent être sous-estimés. Pourtant, les répercussions d'un sommeil de mauvaise qualité ou insuffisant sont profondes, touchant à la fois la santé physique et mentale. Le sommeil permet à l'organisme de récupérer, de régénérer ses tissus, de consolider la mémoire et d'équilibrer le système immunitaire. Lorsque cette fonction est altérée, l'ensemble du corps en ressent les effets, ce qui peut entraîner des pathologies graves à long terme.

La médecine du sommeil a donc pour rôle central de comprendre les mécanismes qui régissent le sommeil et d'identifier les dysfonctionnements qui affectent la capacité de l'individu à profiter d'un sommeil réparateur. Les troubles les plus courants incluent l'apnée obstructive du sommeil, l'insomnie, la narcolepsie et le syndrome des jambes sans repos. Ces troubles, souvent chroniques, ne se limitent pas à la nuit : leurs effets se manifestent également durant la journée, sous forme de fatigue, de somnolence excessive, de difficultés cognitives ou de troubles émotionnels.

L'importance de cette discipline médicale réside dans son impact sur la santé globale. En améliorant la qualité du sommeil, il est possible d'atténuer voire de prévenir des conditions comme l'hypertension artérielle, les maladies cardiovasculaires, le diabète de type 2, ou encore les troubles anxieux et dépressifs. La médecine du sommeil joue ainsi un rôle clé dans la prévention et la gestion des maladies chroniques.

Pour les professionnels travaillant dans ce domaine, notamment les aides-soignants, il est primordial de comprendre non seulement les mécanismes biologiques du sommeil, mais aussi les outils diagnostiques et thérapeutiques utilisés pour évaluer et traiter ces troubles. Les soins prodigués aux patients dans un centre de sommeil ne se limitent pas à la surveillance : ils incluent une dimension éducative et un accompagnement dans l'adoption de nouvelles habitudes de vie, le tout avec une attention particulière à l'aspect émotionnel. De cette manière, la médecine du sommeil ne traite pas uniquement les symptômes de la maladie, mais contribue à restaurer la qualité de vie des patients, faisant de cette spécialité un pilier incontournable dans le champ de la santé préventive et curative.

- Les troubles du sommeil les plus courants (apnée du sommeil, insomnie, narcolepsie, etc.)

Les troubles du sommeil sont variés, mais certains sont particulièrement répandus et représentent une part importante des consultations en médecine du sommeil. Parmi eux, l'apnée du sommeil, l'insomnie et la narcolepsie occupent une place centrale en raison de leur fréquence et de leurs répercussions sur la santé. Ces pathologies, bien qu'elles affectent différemment les patients, partagent un point commun : elles perturbent la qualité et la quantité de sommeil, entraînant des conséquences parfois graves sur le quotidien.

L'apnée obstructive du sommeil (AOS) est sans doute le trouble du sommeil le plus diagnostiqué. Elle se caractérise par des pauses respiratoires répétées pendant le sommeil, dues à une obstruction des voies respiratoires supérieures. Ces pauses, qui peuvent durer de quelques secondes à une minute, provoquent des micro-réveils fréquents, souvent inconscients, fragmentant ainsi le sommeil. Les personnes atteintes d'AOS souffrent d'une somnolence excessive durant la journée, de difficultés de concentration, et d'un risque accru de maladies cardiovasculaires telles que l'hypertension, les accidents vasculaires cérébraux ou les arythmies cardiaques. Le traitement le plus courant de l'apnée obstructive du sommeil repose sur l'utilisation de la ventilation en pression positive continue (CPAP), un appareil qui maintient les voies respiratoires ouvertes pendant le sommeil.

L'insomnie, quant à elle, est définie par une difficulté à s'endormir, à rester endormi ou par des réveils précoces. Ce trouble peut être aigu ou chronique, et affecte considérablement la qualité de vie. L'insomnie chronique s'accompagne souvent de problèmes de santé mentale tels que l'anxiété ou la dépression, et peut provoquer une irritabilité, une baisse des performances cognitives, et une fatigue persistante. Contrairement à l'apnée du sommeil, l'insomnie n'a pas de cause unique ; elle peut être liée à des facteurs psychologiques, médicaux ou environnementaux. Le traitement de l'insomnie fait appel à des thérapies comportementales et cognitives, parfois combinées à une prise en charge pharmacologique.

La narcolepsie est un autre trouble majeur, bien que moins fréquent. Cette pathologie neurologique se caractérise par une somnolence diurne excessive et des épisodes soudains de sommeil incontrôlable, parfois en plein milieu d'activités quotidiennes. Les patients peuvent également présenter des cataplexies, c'est-à-dire des pertes soudaines du tonus musculaire déclenchées par des émotions fortes, ainsi que des hallucinations hypnagogiques et une paralysie du sommeil. La narcolepsie est liée à un dysfonctionnement du système de régulation du sommeil paradoxal, et bien que ses causes exactes ne soient pas encore complètement élucidées, un déficit en hypocretine, un neurotransmetteur qui régule la veille et le sommeil, a été identifié dans certains cas. La prise en charge repose sur des traitements pharmacologiques visant à améliorer la vigilance diurne et à contrôler les symptômes associés.

D'autres troubles du sommeil incluent le syndrome des jambes sans repos, qui provoque un besoin irrésistible de bouger les jambes, souvent accompagné de sensations désagréables, et qui survient principalement au repos, perturbant ainsi l'endormissement. Ce syndrome entraîne une agitation importante durant la nuit, et une fatigue le lendemain.

Enfin, les parasomnies, comme les terreurs nocturnes ou le somnambulisme, affectent principalement les enfants mais peuvent persister à l'âge adulte. Elles sont généralement bénignes mais peuvent entraîner des blessures ou des troubles du sommeil significatifs.

Ces troubles du sommeil, qu'ils soient d'origine respiratoire, neurologique, ou comportementale, ont tous des conséquences majeures sur la santé et le bien-être des patients. Les aides-soignants jouent un rôle clé dans la surveillance, le diagnostic et le soutien des patients atteints de ces troubles, en les accompagnant à travers des traitements souvent complexes et en contribuant à améliorer leur qualité de vie globale.

- **Les principales méthodes d'évaluation (polysomnographie, actimétrie, tests de latence, etc.)**

L'évaluation des troubles du sommeil repose sur un ensemble de méthodes diagnostiques permettant de mesurer, de manière objective et détaillée, les différents paramètres liés au sommeil. Parmi ces outils, la polysomnographie, l'actimétrie et les tests de latence d'endormissement occupent une place essentielle. Chacune de ces méthodes contribue à établir un diagnostic précis, permettant ainsi de proposer un traitement adapté aux patients.

La **polysomnographie** est l'examen de référence dans l'étude du sommeil. Il s'agit d'un enregistrement simultané de plusieurs paramètres physiologiques pendant le sommeil, réalisé au cours d'une nuit dans un laboratoire du sommeil ou, dans certains cas, à domicile. Cet examen permet de mesurer l'activité cérébrale via l'électroencéphalogramme (EEG), la respiration (débit d'air nasal et effort respiratoire), la saturation en oxygène, la fréquence cardiaque, les mouvements oculaires (électro-oculogramme) et le tonus musculaire (électromyogramme). L'analyse de ces données permet de détecter des anomalies telles que les apnées, les hypopnées, les éveils nocturnes ou encore les troubles du mouvement comme le syndrome des jambes sans repos. La polysomnographie est particulièrement indiquée pour diagnostiquer des troubles tels que l'apnée du sommeil, les parasomnies ou encore la narcolepsie.

L'**actimétrie** est une méthode d'évaluation non invasive qui utilise un petit appareil porté au poignet, appelé actimètre, pour enregistrer les mouvements du corps sur plusieurs jours ou semaines. Cette technique permet d'évaluer les rythmes veille-sommeil du patient sur une période prolongée et d'obtenir des informations sur la durée et la qualité du sommeil. Contrairement à la polysomnographie, l'actimétrie ne permet pas de mesurer les stades du sommeil, mais elle est très utile dans l'étude des troubles circadiens, de l'insomnie chronique ou des perturbations du sommeil liées à des habitudes de vie ou à des conditions environnementales. En complément des journaux de sommeil tenus par les patients, l'actimétrie offre une vision globale de leurs comportements de sommeil.

Les **tests de latence d'endormissement multiples (MSLT)** sont utilisés principalement dans le diagnostic de la narcolepsie et des hypersomnies. Ce test consiste à faire dormir le patient à plusieurs reprises au cours de la journée, à des intervalles réguliers, afin de mesurer le temps nécessaire pour s'endormir, ainsi que la présence ou non de sommeil paradoxal. Le patient est placé dans une pièce sombre et calme, et on lui demande de s'allonger pour essayer de s'endormir. Ce test permet de quantifier la somnolence diurne excessive en déterminant si le patient s'endort rapidement et dans quelles phases du sommeil il entre. Une latence d'endormissement inférieure à cinq minutes est souvent un signe d'hypersomnie pathologique, et la présence de sommeil paradoxal rapide après l'endormissement est caractéristique de la narcolepsie.

Un autre outil complémentaire est le **test de maintien de l'éveil (MWT)**, qui évalue la capacité d'un patient à rester éveillé dans un environnement propice au sommeil. Contrairement aux tests de latence, ce test mesure l'effort du patient à rester éveillé, notamment dans les cas où il est essentiel de juger de la capacité de vigilance pour des raisons de sécurité, comme dans les professions nécessitant une attention soutenue ou la conduite de véhicules.

Les **enregistrements à domicile**, parfois utilisés pour diagnostiquer l'apnée du sommeil, sont également une méthode courante. Bien qu'ils soient moins complets que la polysomnographie en laboratoire, ces enregistrements sont plus accessibles pour certains patients et permettent de surveiller des paramètres essentiels tels que la saturation en oxygène, la fréquence cardiaque et la respiration. Ils sont souvent utilisés en première intention pour évaluer les syndromes d'apnée du sommeil.

Enfin, l'**oxymétrie nocturne** est un test simple qui mesure en continu le taux d'oxygène dans le sang pendant la nuit. Il permet de détecter des baisses de la saturation en oxygène, fréquentes chez les patients souffrant d'apnée du sommeil ou de maladies pulmonaires. Bien qu'il ne fournisse pas autant d'informations qu'une polysomnographie, il peut être un bon indicateur de la présence d'apnées nocturnes.

Ces méthodes d'évaluation sont essentielles pour poser un diagnostic précis et offrir un suivi efficace aux patients. Chacune d'elles apporte des informations spécifiques sur le sommeil, permettant aux professionnels de santé, et en particulier aux aides-soignants, de mieux comprendre les troubles qui affectent les patients, et d'adapter les soins en conséquence. Ces examens ne sont pas seulement des outils techniques, mais aussi des fenêtres sur la santé globale du patient, fournissant des indices cruciaux pour une prise en charge holistique.

- L'équipe multidisciplinaire dans un centre du sommeil

Dans un centre de sommeil, la prise en charge des patients repose sur une approche multidisciplinaire qui mobilise une équipe de professionnels aux compétences complémentaires. Cette collaboration est essentielle pour évaluer, diagnostiquer et traiter efficacement les troubles du sommeil, qui sont souvent complexes et multifactoriels. Chaque membre de l'équipe joue un rôle bien défini, et leur travail en synergie permet d'offrir une prise en charge personnalisée et globale aux patients.

Le **médecin spécialiste du sommeil**, souvent pneumologue, neurologue ou psychiatre, est au cœur du diagnostic. C'est lui qui interprète les résultats des examens tels que la polysomnographie, les tests de latence ou l'actimétrie, et qui élabore un plan de traitement. En fonction des symptômes et des résultats, il peut recommander des traitements médicamenteux, des interventions comportementales ou l'utilisation d'appareils spécifiques comme la CPAP (ventilation en pression positive continue) pour les patients souffrant d'apnée du sommeil. Le médecin est également en charge de coordonner les différents aspects du parcours de soin du patient, en ajustant les traitements et en collaborant avec les autres professionnels de l'équipe.

Le **technicien du sommeil** est responsable de la mise en place et de la surveillance des tests diagnostiques, notamment la polysomnographie. Il installe les électrodes nécessaires pour enregistrer l'activité cérébrale, la respiration, les mouvements oculaires et les autres paramètres physiologiques pendant la nuit. Pendant l'examen, il assure le bon fonctionnement du matériel et intervient en cas de problème technique. Son rôle ne se limite pas à l'aspect technique : il doit également rassurer le patient, lui expliquer le déroulement de l'examen et veiller à son confort pendant la nuit. Le technicien est souvent le premier à analyser les données brutes, qu'il transmet ensuite au médecin pour une interprétation détaillée.

L'**infirmier** ou l'**infirmière** joue un rôle crucial dans la prise en charge des patients avant, pendant et après les examens de sommeil. Il assure la préparation du patient, en veillant à ce qu'il soit informé des étapes de l'examen et à l'aise avec le matériel utilisé. L'infirmière participe également à la surveillance nocturne en collaboration avec le technicien, prête à intervenir si nécessaire en cas de problèmes durant l'examen. Après le diagnostic, l'infirmière continue de suivre les patients, notamment ceux nécessitant une adaptation à la CPAP ou d'autres dispositifs médicaux. Elle joue un rôle central dans l'éducation thérapeutique, enseignant aux patients comment utiliser leur équipement à domicile et les guidant dans la gestion quotidienne de leurs troubles du sommeil.

L'**aide-soignant**, souvent en première ligne du contact avec le patient, assure un soutien logistique et émotionnel essentiel. Il aide à installer le patient, vérifie son confort, et participe à la surveillance générale pendant la nuit. En travaillant en étroite collaboration avec le technicien et l'infirmière, l'aide-soignant veille à ce que les besoins immédiats du patient soient pris en charge, et il reste disponible pour répondre aux questions ou gérer les petites urgences. Bien qu'il ne soit pas directement impliqué dans l'interprétation des résultats, son observation et son interaction quotidienne avec les patients permettent de détecter des signes subtils de détresse ou d'inconfort qui peuvent orienter les soins. Le rôle de l'aide-soignant s'étend également à l'éducation du patient, l'aidant à comprendre l'importance du respect des traitements prescrits et à adopter de meilleures habitudes de sommeil.

Le **psychologue** occupe une place importante dans l'équipe, en particulier dans la gestion des troubles du sommeil liés à des causes psychologiques comme l'insomnie ou la narcolepsie. La thérapie comportementale et cognitive (TCC) est souvent utilisée pour traiter l'insomnie chronique, en aidant les patients à modifier leurs habitudes de sommeil et à réduire les pensées anxieuses qui interfèrent avec leur repos. Le psychologue peut également intervenir dans la gestion des répercussions émotionnelles des troubles du sommeil, comme l'anxiété ou la dépression, qui sont souvent présentes chez ces patients. En collaboration avec le médecin et l'infirmière, le psychologue aide à élaborer des stratégies adaptées pour améliorer la qualité de vie des patients.

Le **kinésithérapeute respiratoire** intervient principalement dans le traitement de l'apnée du sommeil et des troubles respiratoires associés. Il aide les patients à s'adapter à l'utilisation de la CPAP et travaille avec eux pour améliorer leur capacité respiratoire. Dans certains cas, il peut également intervenir dans la rééducation des muscles respiratoires afin de réduire l'obstruction des voies aériennes supérieures. Son expertise est essentielle dans l'éducation des patients à la gestion des dispositifs médicaux et à l'adoption de postures ou d'exercices qui favorisent une meilleure respiration pendant le sommeil.

Enfin, le **nutritionniste** peut jouer un rôle important, notamment dans les cas d'apnée du sommeil associée à l'obésité. L'amélioration des habitudes alimentaires et la perte de poids sont souvent des stratégies clés dans la réduction des symptômes de l'apnée. Le nutritionniste travaille en collaboration avec le reste de l'équipe pour élaborer un plan alimentaire personnalisé, adapté aux besoins spécifiques du patient.

Cette équipe multidisciplinaire fonctionne comme un tout cohérent, chaque membre apportant une expertise précieuse et complémentaire pour offrir une prise en charge complète et intégrée. L'approche collaborative permet non seulement de traiter les symptômes des troubles du sommeil, mais aussi d'améliorer durablement la qualité de vie des patients, en leur offrant des solutions globales qui touchent à la fois leur santé physique et mentale. Cette synergie entre les différents professionnels est la clé d'une prise en charge réussie en médecine du sommeil.

- Le rôle de l'aide-soignant dans cette spécialité : Une vision d'ensemble

Dans le domaine de la médecine du sommeil, l'aide-soignant joue un rôle central et polyvalent qui va bien au-delà de la simple assistance. Sa présence auprès des patients, son expertise dans les soins de base, et sa capacité à collaborer avec une équipe multidisciplinaire en font un acteur clé du parcours de soin. L'aide-soignant devient un lien essentiel entre le patient et les autres professionnels de santé, apportant une attention quotidienne à la fois technique et humaine.

Le rôle de l'aide-soignant commence dès l'accueil du patient, où il crée un environnement de confiance, indispensable pour apaiser les éventuelles inquiétudes. En médecine du sommeil, les examens diagnostiques comme la polysomnographie ou l'actimétrie peuvent susciter de l'anxiété chez certains patients, car ils impliquent une surveillance nocturne parfois intrusive. L'aide-soignant, grâce à sa proximité avec les patients, a pour mission d'expliquer le déroulement des tests, de répondre à leurs questions et de les rassurer sur les procédures à venir. Ce premier contact est crucial pour établir une relation de confiance qui facilitera le bon déroulement des soins.

Lors de l'installation des examens, l'aide-soignant apporte un soutien logistique essentiel. Il participe à la préparation du matériel et à l'installation des capteurs sur le patient, en veillant à son confort et à la bonne adhérence des électrodes ou des dispositifs de surveillance. Sa connaissance des techniques et des appareils de monitoring lui permet de travailler en étroite collaboration avec les techniciens du sommeil, assurant ainsi la précision des mesures prises pendant la nuit. Si des ajustements doivent être effectués, que ce soit en raison de la gêne ressentie par le patient ou de dysfonctionnements techniques mineurs, l'aide-soignant est souvent en première ligne pour intervenir.

Le suivi de l'état du patient pendant la nuit fait également partie des responsabilités de l'aide-soignant. Même si les examens de sommeil sont principalement surveillés par des techniciens ou des infirmières, l'aide-soignant joue un rôle important dans la surveillance des paramètres vitaux et dans la réponse rapide aux besoins du patient. Que ce soit pour ajuster des équipements comme les masques de ventilation à pression positive continue (CPAP) ou pour intervenir en cas de malaise, sa réactivité est cruciale pour assurer le bon déroulement de la nuit et la qualité des données recueillies. De plus, l'aide-soignant reste attentif à la sécurité des patients, notamment ceux présentant des risques de chutes nocturnes ou de confusion.

L'un des aspects fondamentaux du rôle de l'aide-soignant en médecine du sommeil réside dans l'éducation thérapeutique du patient. De nombreux troubles du sommeil, tels que l'apnée obstructive, nécessitent une gestion à long terme, souvent à domicile. L'aide-soignant accompagne le patient dans l'apprentissage de l'utilisation de dispositifs comme la CPAP, en expliquant leur fonctionnement, en veillant à ce qu'ils soient correctement ajustés et en répondant aux éventuelles difficultés rencontrées. Il contribue à sensibiliser le patient à l'importance de l'observance thérapeutique, expliquant les risques de non-utilisation de l'appareil ou d'interruption du traitement. Ce rôle pédagogique est déterminant pour l'efficacité du traitement à long terme et pour améliorer la qualité de vie des patients.

L'accompagnement psychologique est une autre facette du travail de l'aide-soignant. Les troubles du sommeil, notamment l'insomnie ou la narcolepsie, sont souvent associés à des états d'anxiété, de dépression ou à une détresse émotionnelle liée à la fatigue chronique. L'aide-soignant, par son écoute et sa proximité avec les patients, peut jouer un rôle de soutien moral, en étant attentif aux signes de détresse et en créant un espace de dialogue. Bien qu'il ne soit pas directement impliqué dans la prise en charge psychologique des patients, il contribue à identifier les besoins émotionnels qui nécessitent une attention particulière de la part du psychologue ou du médecin.

Enfin, l'aide-soignant fait partie intégrante de l'équipe multidisciplinaire. En participant aux réunions de concertation avec les médecins, infirmiers, techniciens et autres professionnels de santé, il partage ses observations sur le comportement du patient, son adaptation aux dispositifs médicaux ou encore les difficultés qu'il rencontre au quotidien. Cette collaboration permet d'ajuster les soins de manière plus fine et plus adaptée aux besoins individuels de chaque patient.

Chapitre 2

La Physiologie du Sommeil

- **Les cycles du sommeil : Sommeil lent et paradoxal**

Le sommeil est un processus biologique essentiel, caractérisé par une alternance de différents cycles qui se succèdent au cours de la nuit. Ces cycles, composés de plusieurs phases distinctes, permettent à l'organisme de se régénérer, de consolider les apprentissages et de maintenir un équilibre physiologique et psychologique. Les deux grandes catégories de sommeil, le sommeil lent et le sommeil paradoxal, jouent chacune des rôles spécifiques et complémentaires dans ces processus.

Le **sommeil lent**, également appelé sommeil non paradoxal ou NREM (Non-Rapid Eye Movement), est lui-même divisé en trois stades : N1, N2 et N3. Ce type de sommeil est dominé par une activité cérébrale de plus en plus lente à mesure que l'on progresse vers les stades profonds, reflétant un état de relaxation et de récupération progressive du corps.

Le premier stade du sommeil lent, le **stade N1**, représente l'endormissement. C'est une phase de transition entre l'éveil et le sommeil, au cours de laquelle l'activité cérébrale commence à ralentir. Les muscles se relâchent progressivement, les mouvements oculaires se font rares, et les sensations d'endormissement sont souvent accompagnées de petites secousses musculaires involontaires, appelées myoclonies d'endormissement. Le stade N1 est généralement très court et représente environ 5 % du sommeil total. C'est une phase fragile, d'où le dormeur peut être facilement réveillé par un bruit ou un mouvement.

Le **stade N2** est la phase la plus longue du sommeil lent, représentant environ 45 à 55 % du sommeil total chez l'adulte. C'est à ce moment que le corps commence réellement à se détendre. La température corporelle baisse légèrement, le rythme cardiaque et la respiration ralentissent, et l'activité cérébrale présente des caractéristiques spécifiques, comme les fuseaux de sommeil et les complexes K, des ondes qui témoignent de l'inhibition des réponses aux stimuli extérieurs. Ce stade constitue un moment crucial pour la récupération physique et mentale.

Le **stade N3**, ou sommeil lent profond, est la phase la plus réparatrice du sommeil lent. Pendant ce stade, le cerveau émet des ondes delta, très lentes, qui reflètent un état de profonde relaxation et de repos. Le dormeur est alors très difficile à réveiller, et s'il est tiré de son sommeil à ce stade, il se sentira généralement désorienté ou confus. Le sommeil lent profond est essentiel pour la régénération des tissus, la croissance et la réparation des muscles, ainsi que pour la consolidation de la mémoire à long terme. C'est également pendant cette phase que l'hormone de croissance est libérée, jouant un rôle clé dans la régénération cellulaire et la croissance chez les enfants.

Après chaque cycle de sommeil lent, le corps entre dans une phase bien différente : le **sommeil paradoxal** ou REM (Rapid Eye Movement). Contrairement au sommeil lent, le sommeil paradoxal est marqué par une activité cérébrale intense, presque similaire à celle de l'éveil, bien que le corps soit en état de paralysie musculaire temporaire, à l'exception des muscles oculaires et respiratoires. Cette paralysie est une protection naturelle pour empêcher les mouvements physiques en réponse aux rêves, qui sont abondants et vifs dans cette phase.

Le sommeil paradoxal représente environ 20 à 25 % du sommeil total chez l'adulte. Durant cette phase, les yeux bougent rapidement sous les paupières fermées, et c'est aussi le moment où surviennent les rêves les plus intenses et les plus élaborés. Le sommeil paradoxal joue un rôle primordial dans la consolidation des souvenirs, l'apprentissage, la régulation des émotions et le traitement de l'information cognitive. Il est également essentiel pour maintenir l'équilibre émotionnel, contribuant à la gestion du stress et à l'adaptation aux événements de la vie.

Un cycle complet de sommeil, incluant le sommeil lent et le sommeil paradoxal, dure environ 90 minutes. Au cours d'une nuit normale, ces cycles se répètent quatre à six fois, avec une alternance régulière entre le sommeil lent et le sommeil paradoxal. Cependant, la proportion de chaque phase varie au fil de la nuit. Par exemple, les premières heures de sommeil sont principalement constituées de sommeil lent profond, tandis que les phases de sommeil paradoxal deviennent plus longues et plus fréquentes à mesure que la nuit avance, surtout en fin de nuit.

L'alternance de ces deux types de sommeil est essentielle à la récupération complète du corps et de l'esprit. Le sommeil lent permet la réparation physique, tandis que le sommeil paradoxal assure l'intégration des expériences et des apprentissages dans la mémoire et l'équilibre émotionnel. Une perturbation de l'un ou de l'autre de ces cycles, que ce soit par des réveils fréquents ou des troubles spécifiques comme l'apnée du sommeil, peut avoir des répercussions significatives sur la santé globale, conduisant à une fatigue persistante, une irritabilité, et à long terme, à des problèmes de santé physique et mentale.

- Le fonctionnement des rythmes circadiens

Les rythmes circadiens sont des cycles biologiques d'environ 24 heures qui régulent de nombreux processus physiologiques et comportementaux dans l'organisme, notamment le sommeil, l'éveil, la température corporelle, la production d'hormones, et le métabolisme. Ces rythmes, intimement liés à l'alternance jour-nuit, sont orchestrés par une sorte d'horloge interne située dans une petite région du cerveau appelée le noyau suprachiasmatique (NSC), qui se trouve dans l'hypothalamus. Le bon fonctionnement des rythmes circadiens est essentiel pour maintenir l'équilibre du corps et de l'esprit, et toute perturbation de ces cycles peut avoir des répercussions importantes sur la santé.

Le principal synchroniseur des rythmes circadiens est la lumière. L'exposition à la lumière, en particulier la lumière du jour, envoie des signaux au noyau suprachiasmatique via des cellules spécialisées dans la rétine, qui ne sont pas directement impliquées dans la vision mais qui captent l'intensité lumineuse. Ces signaux régulent ensuite la production de la **mélatonine**, une hormone produite par la glande pinéale, souvent qualifiée d'« hormone du sommeil ». La mélatonine est sécrétée en plus grande quantité dans l'obscurité et atteint son pic durant la nuit, favorisant l'endormissement. Au matin, avec l'augmentation de la lumière, la sécrétion de mélatonine diminue, ce qui favorise l'éveil.

Au-delà de la mélatonine, d'autres hormones et processus physiologiques suivent également les rythmes circadiens. Par exemple, le **cortisol**, souvent appelé « hormone du stress », suit un cycle inverse à celui de la mélatonine. Sa sécrétion est minimale durant la nuit et atteint son pic le matin, facilitant le réveil et l'activité diurne. Cette alternance hormonale contribue à réguler l'énergie, l'humeur et la vigilance tout au long de la journée.

La **température corporelle** est également soumise à un rythme circadien. Elle baisse progressivement pendant la nuit, favorisant le sommeil, et augmente à l'approche de l'aube, contribuant à l'éveil. Ces fluctuations thermiques sont essentielles pour préparer le corps à l'endormissement et à l'éveil, synchronisant ainsi les différentes fonctions physiologiques.

Les rythmes circadiens régissent également d'autres processus métaboliques, comme la digestion et le métabolisme énergétique. Par exemple, l'appétit et la capacité du corps à digérer les aliments sont plus prononcés pendant la journée, lorsque l'organisme est naturellement programmé pour être actif. C'est pourquoi les repas consommés tard dans la soirée ou en pleine nuit peuvent perturber le métabolisme, contribuant à des désordres digestifs ou à des troubles métaboliques comme l'obésité ou le diabète.

Cependant, les rythmes circadiens ne sont pas uniquement influencés par la lumière et l'obscurité. Ils peuvent également être modifiés par d'autres facteurs, tels que les habitudes de vie, les horaires de travail, et même les déplacements géographiques, comme dans le cas du **décalage horaire**. Lorsque l'horloge interne est désynchronisée par rapport à l'environnement, comme c'est le cas lors d'un décalage horaire après un voyage à travers plusieurs fuseaux horaires ou chez les travailleurs de nuit, cela peut entraîner des perturbations du sommeil, de la vigilance et de l'humeur. Ce phénomène, appelé **désynchronisation circadienne**, est souvent à l'origine d'une sensation de fatigue, d'une baisse de performance cognitive, et de troubles digestifs.

Une exposition prolongée à des rythmes circadiens perturbés peut avoir des conséquences plus graves sur la santé. Des études ont montré que les personnes travaillant régulièrement de nuit ou en horaires décalés ont un risque accru de développer des maladies cardiovasculaires, des troubles métaboliques, et même certains cancers. Cela s'explique par la perturbation de la production de mélatonine, mais aussi par l'impact sur l'ensemble des cycles hormonaux et métaboliques. Le manque de synchronisation entre l'horloge biologique et les rythmes naturels de la journée peut également provoquer des troubles du sommeil chroniques, une diminution de la qualité de vie et un affaiblissement des défenses immunitaires.

Cependant, il est possible de réajuster les rythmes circadiens. Les techniques d'**exposition contrôlée à la lumière** sont souvent utilisées pour aider les personnes souffrant de troubles circadiens, comme le syndrome de retard de phase du sommeil ou les travailleurs de nuit. En augmentant l'exposition à la lumière naturelle ou à des lampes spéciales pendant la journée, ou en limitant l'exposition à la lumière bleue émise par les écrans avant le coucher, il est possible de recaler l'horloge interne. De plus, des stratégies comme la **chronothérapie**, qui ajuste progressivement les heures de coucher et de lever, ou la prise de suppléments de mélatonine sous contrôle médical, peuvent aider à restaurer un rythme de sommeil régulier.

- Les effets du manque de sommeil sur la santé

Le manque de sommeil, qu'il soit aigu ou chronique, a des effets dévastateurs sur la santé globale. Bien que souvent négligé ou minimisé, un sommeil de mauvaise qualité ou insuffisant affecte presque tous les aspects du fonctionnement physiologique et psychologique de l'organisme. De la cognition aux systèmes immunitaire, cardiovasculaire et métabolique, les conséquences du manque de sommeil se manifestent à court et à long terme, compromettant ainsi la qualité de vie et augmentant le risque de maladies graves.

L'un des premiers domaines touchés par un déficit de sommeil est la **fonction cognitive**. Le cerveau, qui a besoin de sommeil pour se régénérer et consolider les informations acquises au cours de la journée, fonctionne mal lorsque le sommeil est insuffisant. La concentration, l'attention, et la capacité à résoudre des problèmes complexes diminuent rapidement. De plus, le manque de sommeil altère la mémoire à court et long terme, rendant difficile l'assimilation et le rappel des informations. Les personnes privées de sommeil montrent également des temps de réaction plus lents et une prise de décision moins efficace, ce qui augmente les risques d'accidents, tant sur la route qu'au travail.

Le **système immunitaire** est également fortement impacté par le manque de sommeil. Pendant le sommeil, le corps produit des cytokines, des protéines qui aident à combattre les infections, les inflammations et le stress. Un sommeil insuffisant réduit la production de ces cytokines, affaiblissant ainsi la capacité du corps à se défendre contre les infections. Cela signifie qu'une personne fatiguée est plus vulnérable aux maladies courantes comme le rhume ou la grippe, et met plus de temps à récupérer. De plus, à long terme, la privation de sommeil chronique peut contribuer à l'apparition de maladies plus graves en affaiblissant constamment les défenses immunitaires.

Sur le plan **métabolique**, le manque de sommeil dérègle les processus de régulation de la faim et du poids corporel. Le déséquilibre entre deux hormones clés – la **ghréline**, qui stimule l'appétit, et la **leptine**, qui signale la satiété – est perturbé lorsque le sommeil est insuffisant. La ghréline est produite en excès, tandis que la leptine est sous-produite, ce qui conduit à une augmentation de l'appétit, en particulier pour des aliments riches en calories et en glucides. Ce phénomène contribue à une prise de poids et à un risque accru d'obésité. De plus, le manque de sommeil altère la capacité du corps à utiliser l'insuline, l'hormone qui régule la glycémie. Cette résistance à l'insuline augmente le risque de **diabète de type 2**.

Le **système cardiovasculaire** est également très sensible aux effets du manque de sommeil. Le sommeil est crucial pour réguler la pression artérielle et favoriser la réparation des vaisseaux sanguins. Lorsque le sommeil est fragmenté ou insuffisant, la pression artérielle reste élevée plus longtemps et les vaisseaux sanguins subissent un stress constant. Cela accroît le risque de développer des maladies cardiaques, des accidents vasculaires cérébraux (AVC), et d'autres pathologies cardiovasculaires. Les études montrent que les personnes qui dorment régulièrement moins de six heures par nuit ont un risque nettement plus élevé de souffrir d'hypertension, d'athérosclérose et d'insuffisance cardiaque.

Sur le plan **psychologique**, les effets du manque de sommeil sont tout aussi dévastateurs. L'insuffisance de sommeil altère la régulation des émotions, rendant les individus plus irritables, anxieux, et susceptibles de souffrir de troubles de l'humeur comme la dépression. L'incapacité à gérer efficacement le stress augmente, et les épisodes de colère ou de frustration deviennent plus fréquents. À long terme, un déficit chronique de sommeil est associé à un risque accru de dépression majeure, de troubles anxieux, et de comportements impulsifs. Le manque de sommeil joue un rôle dans la dérégulation de la production de neurotransmetteurs tels que la sérotonine et la dopamine, qui sont essentiels à la stabilité émotionnelle et au bien-être mental.

Les effets sur la **santé physique** globale ne s'arrêtent pas là. La **récupération musculaire** et la réparation des tissus, deux processus essentiels qui se produisent principalement pendant le sommeil profond, sont compromis par le manque de sommeil. Les athlètes ou les personnes engagées dans des activités physiques intenses remarquent une baisse des performances, une augmentation du temps de récupération après l'effort, et un risque plus élevé de blessures.

Le manque de sommeil est également lié à une réduction de la **longévité**. Des études épidémiologiques ont montré que les personnes qui dorment habituellement moins de six heures par nuit ont un taux de mortalité plus élevé que celles qui dorment de sept à huit heures. Les mécanismes sous-jacents à cette relation incluent l'impact cumulatif du manque de sommeil sur le cœur, le métabolisme, et les systèmes immunitaire et nerveux.

Enfin, au niveau **social**, la privation de sommeil affecte la capacité d'une personne à interagir avec les autres. Les personnes fatiguées sont moins enclines à l'empathie, plus susceptibles de mal interpréter les émotions d'autrui, et plus à risque de conflits interpersonnels. Cela peut créer des tensions dans les relations personnelles et professionnelles, exacerbant les effets du stress et du manque de sommeil sur la santé mentale.

- Pathophysiologie des troubles du sommeil : Quelles connaissances pour l'aide-soignant ?

La pathophysiologie des troubles du sommeil repose sur la compréhension des mécanismes biologiques et physiologiques qui sous-tendent les dysfonctionnements du sommeil. Pour un aide-soignant travaillant dans un service de médecine du sommeil, il est essentiel d'acquérir des connaissances solides dans ce domaine, afin de mieux comprendre les troubles auxquels sont confrontés les patients, de les surveiller de manière adéquate, et de contribuer à leur prise en charge. Comprendre la pathophysiologie des troubles du sommeil permet d'anticiper les besoins des patients, d'améliorer leur confort, et de collaborer plus efficacement avec les autres professionnels de santé.

Les troubles du sommeil, tels que l'apnée du sommeil, l'insomnie, la narcolepsie et les troubles circadiens, sont souvent le résultat de déséquilibres ou de dysfonctionnements dans les systèmes de régulation du sommeil et de l'éveil. Ces systèmes sont régis par des interactions complexes entre le cerveau, les hormones, les neurotransmetteurs et les rythmes circadiens.

L'un des troubles les plus fréquents, l'**apnée obstructive du sommeil (AOS)**, est lié à un dysfonctionnement anatomique et physiologique des voies respiratoires supérieures. Pendant le sommeil, les muscles de la gorge se relâchent, ce qui peut entraîner une obstruction partielle ou complète des voies respiratoires. Cette obstruction bloque le passage de l'air, provoquant des apnées (arrêts respiratoires) ou des hypopnées (réductions partielles du flux d'air), et oblige le patient à se réveiller brièvement pour rétablir la respiration. Cela crée un cycle répétitif d'interruptions du sommeil, qui fragmente les phases de sommeil profond et paradoxal. Ces interruptions constantes empêchent le patient d'atteindre un sommeil réparateur, ce qui entraîne une somnolence diurne excessive, de la fatigue chronique, et une augmentation du risque de maladies cardiovasculaires. L'aide-soignant doit être attentif aux signes d'AOS, comme les ronflements bruyants, les pauses respiratoires observées ou les réveils fréquents, et veiller à ce que les dispositifs tels que la CPAP soient bien utilisés pour maintenir une respiration régulière pendant le sommeil.

L'**insomnie**, un autre trouble courant, se manifeste par une difficulté à s'endormir ou à rester endormi, et peut être liée à des perturbations dans les systèmes de régulation du sommeil au niveau des neurotransmetteurs. La sérotonine, la mélatonine et l'acétylcholine sont des neurotransmetteurs clés dans la régulation du sommeil. Un déséquilibre dans la production ou l'utilisation de ces neurotransmetteurs peut perturber l'endormissement ou la continuité du sommeil. L'insomnie peut être exacerbée par des facteurs psychologiques tels que le stress, l'anxiété ou la dépression, mais elle est également souvent associée à des pathologies chroniques, des douleurs, ou des troubles respiratoires. L'aide-soignant doit être capable de détecter les signes d'insomnie et d'aider le patient à adopter des techniques d'hygiène du sommeil, tout en soutenant les interventions thérapeutiques mises en place par le médecin ou le psychologue.

La **narcolepsie** est un trouble du sommeil d'origine neurologique, caractérisé par une somnolence diurne excessive et des accès soudains de sommeil. Ce trouble est lié à un déficit en **hypocrétine**, un neurotransmetteur produit dans l'hypothalamus qui régule l'état de veille et de sommeil paradoxal. En l'absence de quantités suffisantes d'hypocrétine, le cycle veille-sommeil est perturbé, et le patient peut entrer directement en sommeil paradoxal, sans passer par les phases de sommeil lent, ce qui explique les endormissements brusques pendant la journée. La narcolepsie s'accompagne souvent de **cataplexie**, une perte soudaine de tonus musculaire provoquée par des émotions fortes, ainsi que d'hallucinations hypnagogiques et de paralysie du sommeil. L'aide-soignant doit être capable de reconnaître ces symptômes et de surveiller le patient pour prévenir les chutes ou les blessures lors des épisodes de cataplexie, tout en assurant une surveillance régulière des traitements médicamenteux visant à réguler la vigilance.

Les **troubles du rythme circadien**, tels que le syndrome de retard de phase, sont le résultat d'un décalage entre l'horloge biologique interne et l'environnement externe, souvent en raison d'une exposition inadéquate à la lumière naturelle. Le fonctionnement des rythmes circadiens est régi par le noyau suprachiasmatique, une région du cerveau qui répond aux signaux lumineux pour synchroniser le cycle veille-sommeil. Lorsque ces signaux sont perturbés, par exemple chez les travailleurs de nuit ou après un vol transcontinental, le rythme naturel de sommeil est désynchronisé, entraînant de l'insomnie ou une somnolence diurne excessive. L'aide-soignant peut aider les patients à réajuster leur horloge interne en leur conseillant des pratiques comme l'exposition à la lumière du matin, la gestion de l'utilisation des écrans avant le coucher, et l'adoption d'horaires de sommeil réguliers.

Il est également crucial pour l'aide-soignant de comprendre la **pathophysiologie du syndrome des jambes sans repos (SJSR)**, un trouble qui se manifeste par des sensations inconfortables dans les membres inférieurs, souvent accompagnées d'un besoin irrésistible de bouger les jambes, surtout la nuit. Ce syndrome est associé à un dysfonctionnement dans la régulation de la dopamine, un neurotransmetteur impliqué dans le contrôle des mouvements. Le SJSR provoque une agitation nocturne qui interrompt le sommeil, contribuant à la fatigue et à la somnolence diurne. L'aide-soignant doit être vigilant aux plaintes des patients concernant ces symptômes et savoir que certaines interventions, comme des étirements, des massages, ou des ajustements médicamenteux, peuvent être nécessaires pour soulager l'inconfort.

Chapitre 3

Les Soins Spécifiques dans un Centre du Sommeil

- Les soins pré-diagnostic : Préparation des patients pour la polysomnographie
  - Importance des explications : Apaiser les angoisses du patient

Dans le domaine de la médecine du sommeil, l'importance des explications claires et adaptées ne peut être sous-estimée. Pour les patients, la perspective de passer des examens souvent longs, intrusifs et parfois incompris, comme la polysomnographie ou l'utilisation d'appareils de ventilation à pression positive continue (CPAP), peut générer de l'anxiété et de l'appréhension. L'aide-soignant, en tant que professionnel de santé en contact direct et constant avec les patients, joue un rôle crucial dans l'apaisement de ces angoisses. En fournissant des explications précises, compréhensibles et empathiques, l'aide-soignant permet de créer un environnement rassurant, propice à une meilleure adhésion aux traitements et aux examens diagnostiques.

La première source d'angoisse pour de nombreux patients réside dans la méconnaissance des examens à réaliser et des raisons de leur mise en place. La polysomnographie, par exemple, implique de passer une nuit en laboratoire avec de nombreux capteurs fixés sur le corps pour mesurer l'activité cérébrale, la respiration, les mouvements et la saturation en oxygène. Pour un patient non averti, cet examen peut sembler intimidant et inconfortable. Le rôle de l'aide-soignant est donc d'expliquer, étape par étape, comment se déroulera l'examen, quel est le but des différents capteurs, et surtout de préciser que l'inconfort est minimal et que la procédure est indolore. Une explication détaillée et anticipée permet de réduire l'inquiétude liée à l'inconnu et de rassurer le patient sur le fait qu'il sera constamment surveillé et pris en charge tout au long de la nuit.

Dans de nombreux cas, le fait de connaître le "pourquoi" derrière les examens peut apaiser considérablement l'anxiété. Lorsqu'un patient comprend que l'objectif est de mieux cerner la nature de ses troubles du sommeil pour lui offrir une prise en charge plus efficace, il est plus enclin à accepter les contraintes liées à ces examens. L'aide-soignant peut ainsi expliquer que la polysomnographie permettra de détecter d'éventuelles apnées du sommeil, des troubles respiratoires ou des anomalies du rythme circadien, et que ces informations sont essentielles pour améliorer la qualité de vie du patient à long terme. En d'autres termes, en donnant du sens à l'examen, l'aide-soignant transforme une situation anxiogène en un acte de soin compréhensible et nécessaire.

De plus, l'approche empathique de l'aide-soignant est primordiale pour créer une relation de confiance avec le patient. Il ne s'agit pas simplement de donner des informations techniques, mais de les transmettre de manière à répondre aux besoins émotionnels de chaque individu. Certains patients peuvent avoir des peurs spécifiques liées à des expériences passées avec le milieu médical ou à la sensation de perdre le contrôle pendant leur sommeil. L'aide-soignant doit être à l'écoute de ces peurs et ajuster ses explications en conséquence, en prenant soin d'assurer au patient qu'il aura toujours la possibilité de communiquer ou de demander de l'aide en cas de besoin. Par exemple, l'idée de rester connecté à des machines pendant la nuit peut évoquer une perte d'autonomie ou un sentiment de vulnérabilité, que l'aide-soignant peut atténuer en soulignant que les équipements sont conçus pour être aussi discrets que possible, et que le personnel médical est toujours présent pour intervenir rapidement.

L'aide-soignant doit aussi tenir compte de l'importance de l'éducation thérapeutique, en particulier dans les traitements à long terme comme l'utilisation de la CPAP chez les patients souffrant d'apnée du sommeil. L'apprentissage de l'utilisation correcte de cet appareil, souvent prescrit à vie, peut susciter des inquiétudes concernant son confort, ses effets secondaires, ou même l'adaptation à ce dispositif dans le quotidien du patient. Les explications fournies par l'aide-soignant permettent de démystifier la CPAP en expliquant son fonctionnement de manière simple, en rassurant sur les bénéfices à long terme et en montrant comment ajuster le masque pour qu'il soit aussi confortable que possible. En prenant le temps de répondre aux questions du patient, en les encourageant à essayer l'appareil sous supervision et en adaptant les explications en fonction de leurs préoccupations, l'aide-soignant joue un rôle clé dans l'acceptation du traitement.

En outre, l'aide-soignant peut mettre l'accent sur la progression graduelle des traitements et des examens, soulignant que la plupart des ajustements se feront progressivement. Par exemple, dans le cas de l'utilisation de la CPAP, il peut être utile d'expliquer que les patients peuvent avoir besoin de plusieurs nuits pour s'habituer à l'appareil, et que des ajustements seront faits en fonction de leur confort. Ce type d'information permet au patient de se projeter dans un processus de soin évolutif et non dans une situation figée et inconfortable.

L'efficacité des explications données par l'aide-soignant repose également sur la clarté et l'accessibilité du discours. Il est important d'adapter le langage en fonction du niveau de compréhension du patient, en évitant les termes trop techniques ou en les expliquant de manière simple. Un vocabulaire accessible, accompagné de démonstrations pratiques ou de comparaisons visuelles, peut grandement aider à réduire l'anxiété liée à l'incompréhension. Par exemple, en expliquant les capteurs de la polysomnographie comme des « petits enregistreurs d'informations sur le sommeil » plutôt que des termes médicaux complexes, l'aide-soignant rend l'examen plus abordable et moins intimidant.

- o   Installation des électrodes et vérification du matériel de monitoring

L'installation des électrodes et la vérification du matériel de monitoring constituent des étapes cruciales dans le cadre des examens de sommeil, en particulier pour des tests comme la polysomnographie, qui est l'examen de référence pour analyser la qualité et les cycles du sommeil. Ce processus, souvent perçu comme technique et complexe, est en réalité un élément clé du diagnostic des troubles du sommeil. Pour l'aide-soignant, il s'agit non seulement d'une compétence technique, mais aussi d'une opportunité d'interaction avec le patient, où le confort et la confiance doivent être au cœur de l'intervention.

Lors de l'installation des électrodes, l'aide-soignant doit avant tout s'assurer que le patient est bien informé sur le déroulement de la procédure. Ce moment est souvent source d'inquiétudes pour les patients, qui peuvent craindre l'inconfort ou être préoccupés par l'aspect invasif de l'examen. L'aide-soignant doit donc commencer par expliquer le but de chaque électrode et du matériel utilisé, en soulignant que cette procédure est indolore et ne perturbera pas significativement leur sommeil, bien qu'elle implique un certain nombre de capteurs sur différentes parties du corps.

Les électrodes sont principalement installées pour enregistrer plusieurs types de données simultanément : l'activité cérébrale (électroencéphalogramme), les mouvements oculaires (électro-oculogramme), l'activité musculaire (électromyogramme), ainsi que la respiration et les mouvements des membres. Chaque type de capteur a une fonction bien précise, et leur installation doit être réalisée avec précision pour garantir la fiabilité des résultats. L'aide-soignant commence par nettoyer les zones de la peau où les électrodes seront placées, généralement le cuir chevelu, le front et d'autres zones stratégiques. Cette étape de préparation est cruciale car elle permet de réduire les interférences et d'assurer une bonne adhérence des capteurs, condition indispensable pour obtenir des données claires et exploitables.

L'installation des électrodes de l'électroencéphalogramme (EEG), qui enregistre l'activité cérébrale, est particulièrement délicate. Le positionnement des électrodes suit un schéma bien précis, souvent appelé le système 10-20, qui correspond à un pourcentage de la distance entre des points de repère anatomiques du crâne. Ce positionnement est essentiel pour capter les signaux cérébraux correspondant aux différentes phases du sommeil, en particulier les ondes lentes caractéristiques du sommeil profond et l'activité rapide du sommeil paradoxal. L'aide-soignant doit donc être méticuleux dans la pose de ces électrodes, en veillant à ce que les

41

connexions soient bien établies pour garantir une transmission fluide des données au moniteur.

Les électrodes de l'électromyogramme (EMG), quant à elles, sont généralement placées sur les muscles du menton et parfois sur les jambes pour détecter les mouvements musculaires. L'EMG permet de suivre l'activité musculaire pendant les différentes phases du sommeil, notamment la relaxation musculaire complète pendant le sommeil paradoxal. Cette information est essentielle pour détecter des anomalies comme les parasomnies ou les mouvements périodiques des membres. L'aide-soignant doit s'assurer que ces électrodes sont bien fixées sans gêner le patient, car tout déplacement pourrait altérer les résultats.

L'électro-oculogramme (EOG), qui enregistre les mouvements oculaires, nécessite la pose d'électrodes autour des yeux. Ces mouvements sont particulièrement utiles pour identifier le sommeil paradoxal, caractérisé par des mouvements rapides des yeux (REM). Encore une fois, l'aide-soignant doit veiller à la précision de l'installation, tout en minimisant l'inconfort pour le patient.

En plus des électrodes, d'autres capteurs sont placés pour mesurer la respiration et la saturation en oxygène. Un capteur de débit respiratoire est souvent installé sous le nez pour mesurer le flux d'air nasal, et une ceinture thoracique est utilisée pour évaluer les mouvements de la cage thoracique et de l'abdomen pendant la respiration. Ces dispositifs sont essentiels pour détecter des troubles respiratoires comme l'apnée du sommeil. L'aide-soignant doit être vigilant lors de leur installation pour s'assurer qu'ils ne perturbent pas la respiration normale du patient tout en fournissant des données précises. Il en va de même pour l'oxymètre, généralement placé sur un doigt, qui mesure en continu la saturation en oxygène dans le sang, un indicateur clé pour détecter les épisodes d'hypoxie pendant les apnées nocturnes.

Une fois les électrodes et les capteurs installés, l'étape suivante consiste à **vérifier le bon fonctionnement du matériel de monitoring**. L'aide-soignant doit s'assurer que tous les signaux sont bien captés et transmis au moniteur de manière fluide. Cela implique de vérifier chaque canal de mesure – EEG, EMG, EOG, respiration, et oxymétrie – pour s'assurer qu'il n'y a ni interférences ni pertes de signal. Des ajustements peuvent être nécessaires si certaines électrodes ne sont pas bien connectées ou si les données affichent des artefacts indésirables, souvent causés par un mauvais contact avec la peau ou des mouvements excessifs du patient.

Il est également important de s'assurer que le patient est à l'aise et que les capteurs n'occasionnent pas de gêne excessive, car un patient inconfortable aura plus de mal à s'endormir, ce qui peut compromettre la qualité de l'examen. L'aide-soignant doit donc régulièrement vérifier le confort du patient tout au long de l'installation, en ajustant si nécessaire les capteurs pour éviter toute pression excessive ou inconfort.

Une fois que tout est en place, l'aide-soignant informe le patient que l'enregistrement va débuter, tout en le rassurant sur le fait qu'il sera surveillé tout au long de la nuit et qu'il peut signaler tout inconfort à tout moment. Il est également important d'expliquer que les câbles et les électrodes n'entraveront pas leurs mouvements durant la nuit et qu'ils pourront se déplacer dans une certaine mesure sans compromettre l'examen.

- Les soins pendant le diagnostic :
    - Surveillance des paramètres vitaux durant la polysomnographie

La surveillance des paramètres vitaux durant une polysomnographie est une étape centrale de cet examen, qui permet de mesurer et d'analyser en temps réel les différentes fonctions physiologiques du corps pendant le sommeil. En tant que procédure clé dans le diagnostic des troubles du sommeil, la polysomnographie nécessite une surveillance continue et attentive de plusieurs paramètres pour garantir des résultats précis et fiables. L'aide-soignant joue un rôle essentiel dans cette surveillance, en collaborant étroitement avec les techniciens et les autres membres de l'équipe médicale, afin de s'assurer du bon déroulement de l'examen et de réagir rapidement à toute anomalie qui pourrait survenir.

Durant la polysomnographie, le suivi des **paramètres respiratoires** est une priorité. L'un des objectifs principaux de cet examen est de détecter les troubles respiratoires tels que l'apnée obstructive du sommeil, une pathologie fréquente qui entraîne des arrêts temporaires de la respiration pendant le sommeil. Pour surveiller ce paramètre, plusieurs dispositifs sont utilisés, notamment des capteurs de débit d'air placés sous le nez du patient, qui mesurent le flux d'air nasal. Des ceintures thoraciques et abdominales sont également installées pour enregistrer les mouvements respiratoires. Ces dispositifs permettent de suivre les efforts respiratoires du patient et de détecter les apnées (arrêts respiratoires) ou les hypopnées (réductions du débit respiratoire), qui peuvent fragmenter le sommeil. L'aide-soignant doit surveiller en temps réel les signaux fournis par ces capteurs et être attentif à toute baisse ou absence de débit d'air ou de mouvement thoracique, signes de détresse respiratoire potentielle.

La **saturation en oxygène (SpO2)** est un autre paramètre vital crucial à surveiller durant la polysomnographie. Ce paramètre est mesuré grâce à un oxymètre de pouls, généralement placé sur un doigt, et permet de suivre en continu la concentration d'oxygène dans le sang. Les épisodes d'apnée obstructive du sommeil entraînent souvent des baisses de la saturation en oxygène, appelées désaturations. Ces désaturations peuvent, si elles sont fréquentes et prolongées, avoir des conséquences graves sur la santé, notamment sur le cœur et le système vasculaire. L'aide-soignant doit donc surveiller les variations de la saturation en oxygène tout au long de la nuit et être capable de repérer les signes d'hypoxie. Si des désaturations importantes sont observées, il doit être prêt à intervenir ou à alerter immédiatement le reste de l'équipe médicale.

Outre la respiration, l'**activité cardiaque** est un autre paramètre fondamental surveillé pendant la polysomnographie. Un électrocardiogramme (ECG) est utilisé pour enregistrer en continu le rythme cardiaque du patient. Ce suivi est essentiel, car les troubles du sommeil, notamment l'apnée obstructive, sont souvent associés à des anomalies cardiaques telles que des arythmies, des bradycardies (ralentissement du rythme cardiaque) ou des tachycardies (accélération du rythme cardiaque). Ces irrégularités peuvent survenir lors des épisodes d'apnée, en raison des efforts fournis par le corps pour rétablir la respiration et augmenter l'apport en oxygène. L'aide-soignant, en surveillant les signaux ECG, doit être attentif à tout changement dans le rythme cardiaque et réagir en fonction des protocoles d'urgence établis si une anomalie significative est détectée.

Un autre aspect crucial de la surveillance durant la polysomnographie est l'**activité cérébrale**, mesurée par un électroencéphalogramme (EEG). Bien que l'analyse approfondie de ces données soit réalisée ultérieurement par un médecin spécialiste, l'aide-soignant doit veiller à ce que les signaux captés par les électrodes soient clairs et continus. L'EEG permet de distinguer les différents stades du sommeil (sommeil lent léger, sommeil lent profond et sommeil paradoxal), chacun ayant des caractéristiques spécifiques sur le plan cérébral. Il est essentiel de s'assurer que les signaux captés par les électrodes ne sont pas perturbés par des artefacts ou des interférences, ce qui pourrait compromettre l'interprétation des résultats.

Les **mouvements corporels** sont également surveillés, notamment via l'électromyogramme (EMG) qui capte l'activité musculaire. Cet enregistrement est particulièrement utile pour détecter les mouvements des jambes ou des bras pendant la nuit, notamment dans les cas de syndrome des jambes sans repos ou de mouvements périodiques des membres. L'aide-soignant doit s'assurer que l'activité musculaire est surveillée de manière continue et être attentif aux épisodes de mouvements qui pourraient signaler un trouble du mouvement pendant le sommeil.

Enfin, la **surveillance des paramètres environnementaux**, tels que la température ambiante ou le niveau sonore, est également essentielle pour garantir la validité des résultats. Le confort du patient est primordial, car toute perturbation externe, qu'il s'agisse de chaleur, de froid ou de bruit, peut influencer les résultats de l'examen et fausser les données sur le sommeil. L'aide-soignant doit donc régulièrement vérifier l'environnement dans lequel se déroule la polysomnographie, en veillant à ce que le patient soit installé dans des conditions optimales pour dormir.

La surveillance des paramètres vitaux durant la polysomnographie est donc un processus dynamique qui nécessite une vigilance constante de la part de l'aide-soignant. Chaque variation observée, qu'elle concerne la respiration, l'oxygénation, l'activité cardiaque ou les mouvements corporels, fournit des indices sur la qualité du sommeil du patient et sur la présence éventuelle de troubles sous-jacents. L'aide-soignant, en assurant un suivi rigoureux et en intervenant en cas de besoin, contribue non seulement à la réussite de l'examen, mais aussi à la sécurité et au bien-être du patient tout au long de la nuit.

o Prise en charge des incidents durant l'examen (exemple : déplacement des électrodes)

La prise en charge des incidents durant un examen de polysomnographie est une tâche cruciale qui nécessite vigilance, réactivité et expertise. Un des incidents les plus fréquents lors de cet examen est le déplacement des électrodes, qui peut altérer la qualité des données recueillies et compromettre l'interprétation des résultats. Pour l'aide-soignant, il est essentiel d'anticiper et de gérer ces situations de manière efficace, tout en veillant au confort et à la sécurité du patient, afin de garantir que l'examen se déroule dans les meilleures conditions possibles.

Les électrodes sont installées à des emplacements spécifiques pour enregistrer des paramètres vitaux comme l'activité cérébrale, musculaire, cardiaque ou respiratoire. Ces capteurs doivent rester fixés tout au long de la nuit, ce qui n'est pas toujours évident, étant donné que le patient peut bouger dans son sommeil. Un des incidents les plus courants est le **décollage ou le déplacement des électrodes** pendant les mouvements du patient. Ce déplacement peut entraîner des interruptions dans la transmission des signaux, créant ainsi des "artefacts" sur les données, c'est-à-dire des interférences qui faussent les enregistrements et rendent l'analyse plus difficile, voire impossible.

Lorsque l'aide-soignant observe un déplacement d'électrode, généralement signalé par une anomalie dans les données captées par les moniteurs, il doit intervenir rapidement et discrètement pour rétablir le contact. Une des premières étapes est de **vérifier les connexions** à partir du moniteur. Si un signal anormal est détecté, il faut localiser précisément quelle électrode ou quel capteur a été déplacé ou déconnecté. Cette étape peut parfois se faire à distance, en vérifiant les canaux du moniteur et en identifiant si le problème provient d'un signal EEG, EMG, ou respiratoire.

Une fois l'incident localisé, l'aide-soignant doit intervenir auprès du patient. La clé ici est d'agir avec douceur et discrétion afin de **ne pas réveiller ou perturber inutilement le sommeil** du patient. Dans de nombreux cas, l'intervention peut se faire avec des gestes précis, en réajustant les électrodes sur la peau du patient sans qu'il soit nécessaire de le réveiller complètement. Par exemple, si une électrode d'électroencéphalogramme (EEG) sur le cuir chevelu s'est déplacée, l'aide-soignant peut simplement repositionner l'électrode ou ajouter un peu de pâte conductrice pour rétablir une connexion stable.

Cependant, dans certains cas, le patient peut se réveiller pendant cette manipulation. Ici, le rôle de l'aide-soignant est également de **rassurer** le patient, en lui expliquant de manière calme et concise qu'il est nécessaire de réajuster le matériel pour garantir la qualité de l'examen. Il est important de maintenir une approche rassurante et empathique, car tout stress ou inconfort pourrait compromettre la capacité du patient à se rendormir rapidement.

Outre le déplacement des électrodes, d'autres incidents peuvent survenir pendant l'examen, comme le délogement des capteurs de respiration ou de l'oxymètre de pouls. Par exemple, l'**oxymètre de pouls**, souvent placé sur un doigt, peut se déconnecter en raison des mouvements des mains du patient. Dans ce cas, l'aide-soignant doit intervenir de manière similaire, en vérifiant d'abord l'intégrité des signaux, puis en remettant en place le capteur de manière à minimiser l'inconfort. L'oxymètre de pouls est essentiel pour surveiller la saturation en oxygène du patient, et toute interruption dans la transmission des données peut rendre difficile la détection d'éventuelles désaturations nocturnes, comme celles observées dans l'apnée du sommeil.

Parfois, les **ceintures thoraciques ou abdominales**, qui mesurent les mouvements respiratoires, peuvent aussi se desserrer ou glisser pendant l'examen. Ces capteurs sont essentiels pour évaluer les efforts respiratoires et détecter des épisodes d'apnée obstructive. Si une ceinture se déplace, l'aide-soignant doit la réajuster délicatement pour qu'elle soit bien positionnée sur le torse ou l'abdomen, tout en vérifiant que le patient ne ressent aucune gêne ou pression excessive qui pourrait perturber son sommeil.

Il est également important de noter que, dans certains cas, des **interférences avec le matériel** peuvent survenir en raison de la sudation du patient, surtout dans des environnements chauds. La sueur peut affecter la conductivité des électrodes, en particulier celles utilisées pour l'EEG ou l'EMG. Si cela se produit, l'aide-soignant peut être amené à sécher délicatement la peau du patient et à appliquer une nouvelle pâte conductrice pour garantir que les électrodes restent bien fixées.

La gestion des incidents ne se limite pas seulement à l'aspect technique ; elle inclut aussi l'**écoute du patient**. Parfois, le patient peut ressentir de l'inconfort lié aux électrodes ou aux capteurs, en particulier si ceux-ci exercent une pression sur des zones sensibles du corps. L'aide-soignant doit être attentif à toute plainte ou gêne exprimée par le patient et répondre rapidement pour réajuster le matériel si nécessaire. L'objectif est de maintenir un équilibre entre l'efficacité de l'examen et le bien-être du patient, car un patient stressé ou inconfortable aura plus de mal à rester dans un sommeil stable, ce qui pourrait fausser les résultats.

- o   Interprétation des résultats : Rôle de l'aide-soignant dans la première analyse des données

L'interprétation des résultats d'une polysomnographie repose principalement sur les médecins spécialistes du sommeil, qui analysent en profondeur les données enregistrées durant la nuit. Cependant, l'aide-soignant joue un rôle crucial dans la première analyse des données, un rôle qui, bien qu'il soit souvent moins visible, est essentiel pour assurer la qualité des résultats et orienter le travail ultérieur des médecins. En tant que premier observateur des paramètres vitaux et des événements nocturnes, l'aide-soignant fournit des informations précieuses, en effectuant un pré-tri des données et en signalant les anomalies ou incidents survenus pendant l'examen. Cela permet de guider les spécialistes dans leur analyse approfondie et d'améliorer la qualité du diagnostic.

L'une des premières responsabilités de l'aide-soignant, au cours et après une polysomnographie, est de surveiller en temps réel les différents **signaux physiologiques** enregistrés. Les données captées par les électrodes et les capteurs sont vastes et variées : elles incluent l'activité cérébrale (EEG), l'activité musculaire (EMG), la respiration, la saturation en oxygène (SpO2), les mouvements oculaires (EOG) et l'électrocardiogramme (ECG). Chaque canal de mesure génère un flux constant d'informations, et l'aide-soignant est formé pour identifier rapidement les anomalies qui pourraient signaler des perturbations du sommeil, comme des pauses respiratoires, des changements brusques de fréquence cardiaque, ou des épisodes de micro-réveils non perceptibles par le patient.

Bien que l'aide-soignant ne réalise pas une analyse médicale approfondie, il participe à une **première évaluation des données**. En temps réel, il observe les signaux affichés sur les écrans de monitoring et repère les événements significatifs tels que les apnées, les désaturations ou les mouvements corporels qui pourraient indiquer un trouble du sommeil. Son rôle consiste à consigner ces événements et à les signaler dans un rapport préliminaire, afin de faciliter l'analyse ultérieure par le médecin. Par exemple, lors de la détection d'une série d'apnées obstructives, l'aide-soignant peut noter l'heure précise et la durée de chaque épisode, permettant ainsi au médecin de concentrer son attention sur les moments critiques de l'examen.

L'aide-soignant est également en charge de **vérifier la qualité des données recueillies**. Pendant l'examen, il doit s'assurer que les signaux transmis par les capteurs sont clairs et sans interférences. Cela nécessite de surveiller la qualité des tracés d'électroencéphalogramme (EEG) et d'autres mesures, et d'identifier rapidement les artefacts – des erreurs de signal qui peuvent être causées par des mouvements du patient ou des problèmes techniques avec les capteurs. Ces artefacts, s'ils ne sont pas corrigés, peuvent compromettre l'interprétation des résultats. L'aide-soignant, en assurant un suivi constant des signaux, garantit que les données collectées sont fiables et exploitables pour l'analyse médicale. Si un problème technique survient, comme un déplacement des électrodes ou une perte de signal, il doit intervenir rapidement pour le corriger, tout en notant l'événement afin que le médecin puisse en tenir compte lors de l'interprétation des résultats.

Une fois la nuit de sommeil terminée, l'aide-soignant procède souvent à une **revue initiale des données**, en collaboration avec les techniciens du sommeil. Il passe en revue les principaux paramètres enregistrés, en vérifiant que chaque phase de sommeil a bien été captée et que les données correspondent à ce qui était attendu. Cette première analyse permet de valider la bonne réalisation de l'examen et d'identifier rapidement s'il y a eu des événements notables, comme des apnées répétées, une saturation en oxygène anormalement basse ou des périodes de micro-réveils fréquents. Si ces anomalies sont observées, elles sont immédiatement transmises au médecin pour une analyse approfondie.

L'aide-soignant joue également un rôle essentiel dans la **transmission d'informations qualitatives** au médecin, informations qui ne sont pas toujours visibles dans les données brutes. Il peut par exemple noter des observations concernant le comportement du patient durant la nuit, telles que des mouvements fréquents, des épisodes de somnambulisme, ou des signes d'inconfort. Ces observations, bien qu'elles ne fassent pas partie des données enregistrées par les capteurs, fournissent un contexte important pour le médecin lors de son analyse. Elles permettent d'éclairer des événements qui, sans ces notes, pourraient être mal interprétés ou passés sous silence. Par exemple, si un patient a beaucoup bougé pendant la nuit à cause de cauchemars ou d'anxiété, cela pourrait expliquer certains micro-réveils ou des perturbations du sommeil paradoxal, et ces détails seront précieux pour établir un diagnostic précis.

Un autre aspect du rôle de l'aide-soignant dans la première analyse des données concerne la gestion des patients sous **ventilation à pression positive continue (CPAP),** utilisés principalement pour les patients souffrant d'apnée obstructive du sommeil. Lors de l'utilisation de la CPAP pendant la polysomnographie, l'aide-soignant surveille les effets immédiats de cette thérapie. Il observe comment les paramètres respiratoires évoluent sous l'effet de la CPAP, en vérifiant si la pression de l'air est suffisante pour éliminer les apnées et hypopnées. Si l'aide-soignant remarque que la CPAP ne semble pas efficace, il doit ajuster les réglages ou en informer rapidement le médecin afin d'optimiser le traitement. Cette surveillance en temps réel permet de s'assurer que l'appareil fonctionne correctement et que les données collectées reflètent l'efficacité ou non de cette thérapie.

- Les soins post-diagnostic :
    o Débriefing avec le patient : Rassurer et informer

Le débriefing avec le patient après un examen de polysomnographie est une étape essentielle pour garantir une prise en charge complète et rassurante. Après une nuit souvent marquée par des capteurs, des équipements et parfois des troubles de sommeil détectés, le patient peut se sentir anxieux ou incertain quant aux résultats et à ce qu'ils impliquent pour sa santé. C'est à ce moment-là que l'aide-soignant intervient pour jouer un rôle clé en rassurant, en informant et en guidant le patient dans la suite de son parcours de soin.

Le débriefing commence généralement par une **phase d'accueil et de réassurance**. Après une nuit d'examen, le patient peut se sentir vulnérable ou préoccupé, surtout s'il a eu des difficultés à dormir ou s'il a pris conscience de certains symptômes pendant la nuit, comme des apnées ou des réveils fréquents. L'aide-soignant doit alors adopter une approche bienveillante et empathique, en prenant le temps de demander au patient comment il a vécu l'examen. Il est important de montrer que ses ressentis sont pris en compte, qu'il s'agisse d'un inconfort lié aux capteurs, de difficultés d'endormissement ou de préoccupations liées à ses symptômes.

À ce stade, l'aide-soignant peut aussi expliquer au patient que **les variations de sommeil observées lors de l'examen sont normales** dans ce contexte. De nombreux patients s'inquiètent de ne pas avoir dormi "comme d'habitude" à cause du matériel ou de l'environnement inhabituel, ce qui est tout à fait naturel. L'aide-soignant peut alors les rassurer en leur expliquant que même si le sommeil peut être légèrement différent lors de l'examen, les résultats restent fiables et permettent aux médecins de recueillir des informations pertinentes pour le diagnostic.

Ensuite, l'aide-soignant doit **informer le patient** sur ce qui va se passer ensuite, en expliquant que les données collectées seront analysées en détail par le médecin spécialiste du sommeil. Cette phase d'information est importante, car elle permet au patient de comprendre qu'il n'aura pas immédiatement accès à des résultats définitifs. L'aide-soignant doit expliquer que l'analyse des signaux cérébraux, respiratoires, cardiaques et autres paramètres nécessite un certain temps pour être interprétée avec précision. Cela aide à gérer les attentes du patient et à éviter toute frustration ou confusion.

En fonction des procédures de l'établissement, l'aide-soignant peut également donner un **aperçu général des résultats**, tout en restant dans les limites de ses compétences. Par exemple, il peut expliquer que des pauses respiratoires ont été observées, ou que le médecin devra vérifier certains aspects des données, mais sans entrer dans des détails médicaux complexes. L'objectif est de donner au patient un premier aperçu, tout en veillant à ne pas anticiper l'interprétation médicale finale. Il est aussi crucial de rappeler que seul le médecin sera en mesure de poser un diagnostic précis et d'élaborer un plan de traitement en fonction des résultats.

Le débriefing est aussi l'occasion de **répondre aux questions et préoccupations** que le patient pourrait avoir après l'examen. Certains patients peuvent se sentir angoissés à l'idée d'avoir des troubles graves, comme l'apnée du sommeil, ou être inquiets quant à l'idée d'utiliser des dispositifs comme la ventilation en pression positive continue (CPAP). L'aide-soignant doit prendre le temps d'écouter ces préoccupations et d'y répondre avec empathie, en expliquant les options de traitement possibles sans dramatiser la situation. Il est essentiel de rappeler que, si un trouble du sommeil est détecté, il existe des solutions efficaces pour le traiter, et que le médecin travaillera avec le patient pour trouver la meilleure approche.

Si des traitements spécifiques sont envisagés, comme l'utilisation de la CPAP pour l'apnée du sommeil, l'aide-soignant peut aussi commencer à **préparer le patient à cette éventualité**. Cela implique d'expliquer brièvement en quoi consiste ce type de traitement, comment il fonctionne, et comment il peut améliorer la qualité du sommeil et la santé globale du patient. Même si la décision finale et les détails seront fournis par le médecin, cette introduction permet de familiariser le patient avec les concepts, de réduire les peurs associées à l'équipement médical, et de renforcer la confiance dans le processus de soin.

Le rôle de l'aide-soignant dans le débriefing ne se limite pas à fournir des informations techniques ; il s'agit également de **renforcer le lien de confiance** entre le patient et l'équipe soignante. En adoptant une posture rassurante et en s'assurant que le patient se sente écouté, l'aide-soignant contribue à réduire le stress post-examen, tout en aidant à créer un environnement où le patient se sent en sécurité et soutenu. Cela est particulièrement important pour les patients qui devront peut-être revenir pour des examens supplémentaires ou pour commencer un traitement à long terme.

Enfin, l'aide-soignant doit **guider le patient sur la suite des démarches**. Cela peut inclure des informations pratiques, comme la date à laquelle le patient pourra rencontrer le médecin pour discuter des résultats, les documents qu'il devra apporter ou les prochaines étapes du suivi. Cette anticipation permet au patient de quitter l'hôpital ou le centre du sommeil en se sentant informé et encadré, ce qui réduit les incertitudes et renforce sa coopération dans la prise en charge.

o   Hygiène et entretien du matériel (ventilation à pression positive continue, masque CPAP)

L'hygiène et l'entretien du matériel de ventilation à pression positive continue (CPAP) sont des aspects cruciaux pour garantir l'efficacité du traitement et la sécurité des patients souffrant de troubles du sommeil, en particulier l'apnée obstructive du sommeil. Une bonne hygiène permet non seulement de prolonger la durée de vie des équipements, mais aussi d'éviter les complications respiratoires, les infections et l'inconfort. L'aide-soignant joue un rôle central dans l'éducation du patient à cet égard, en lui expliquant comment entretenir correctement son matériel à domicile, tout en veillant à ce que les protocoles d'hygiène soient respectés dans le centre de soins.

La CPAP est un appareil qui fournit un flux d'air continu sous pression pour maintenir les voies respiratoires ouvertes pendant le sommeil. L'un des composants clés de cet appareil est le **masque**, qui peut être nasal, buccal ou nasal-buccal, en fonction des besoins du patient. Ce masque est en contact direct avec la peau et les muqueuses, ce qui en fait un élément particulièrement sensible sur le plan hygiénique. Le nettoyage régulier du masque est essentiel pour éviter l'accumulation de poussière, de sécrétions ou de bactéries, qui pourraient entraîner des irritations cutanées ou des infections des voies respiratoires.

L'aide-soignant doit expliquer au patient que le **masque CPAP** doit être nettoyé quotidiennement. Pour cela, il convient d'utiliser de l'eau tiède et un savon doux, non irritant, sans parfums ni additifs agressifs. Le masque doit être démonté pour que toutes ses parties, y compris les coussins et les harnais, soient bien nettoyées. Il est important de rincer abondamment à l'eau claire pour éliminer tout résidu de savon, qui pourrait provoquer des irritations ou des réactions allergiques au contact de la peau. Une fois nettoyé, le masque doit être laissé à l'air libre pour sécher complètement avant d'être réutilisé. Il est crucial de rappeler au patient qu'un masque humide ou mal séché peut favoriser la prolifération des bactéries et des moisissures.

En plus du masque, le **tuyau de la CPAP**, qui transporte l'air sous pression depuis l'appareil jusqu'au masque, doit également faire l'objet d'un entretien régulier. Le tuyau doit être rincé et nettoyé au moins une fois par semaine, en utilisant de l'eau tiède et du savon doux. L'aide-soignant doit insister sur l'importance de bien sécher l'intérieur du tuyau, car l'humidité résiduelle peut devenir un terrain fertile pour les bactéries ou les moisissures, ce qui pourrait entraîner des infections respiratoires. Le tuyau doit être suspendu pour sécher à l'air libre, dans un endroit propre et sec.

Le **réservoir d'eau** de l'appareil CPAP, qui est utilisé pour humidifier l'air envoyé aux voies respiratoires, est un autre élément qui nécessite une attention particulière. L'eau stagnante dans ce réservoir peut rapidement devenir un milieu favorable à la prolifération des micro-organismes, surtout si elle n'est pas changée régulièrement. L'aide-soignant doit expliquer au patient que l'eau du réservoir doit être vidée et remplacée chaque jour. Idéalement, l'eau utilisée doit être de l'eau distillée, car elle est dépourvue de minéraux qui pourraient s'accumuler dans le réservoir et former des dépôts de calcaire. Le réservoir doit également être nettoyé une fois par semaine avec de l'eau tiède et un savon doux, puis rincé soigneusement et laissé à sécher à l'air libre avant d'être rempli à nouveau.

L'aide-soignant doit aussi informer le patient de l'importance de **vérifier régulièrement le filtre à air** de l'appareil CPAP. Ce filtre, qui empêche les particules de poussière ou d'allergènes de pénétrer dans l'appareil, doit être nettoyé ou remplacé selon les recommandations du fabricant, généralement toutes les deux semaines ou tous les mois, en fonction du type de filtre. Un filtre obstrué peut réduire l'efficacité de l'appareil, augmenter la résistance à la circulation de l'air et introduire des particules nuisibles dans les voies respiratoires du patient.

Outre les aspects de nettoyage et d'entretien, il est essentiel de rappeler au patient de faire attention à la **bonne manipulation du matériel**. Par exemple, il ne faut pas plier ou tirer violemment sur le tuyau, ce qui pourrait provoquer des fissures ou des fuites d'air. De même, le masque doit être manipulé avec précaution pour éviter d'endommager les coussins qui assurent l'étanchéité autour du nez ou de la bouche. L'aide-soignant doit aussi conseiller au patient de surveiller les signes d'usure, tels que des fuites d'air ou des douleurs dues à un masque mal ajusté, et de signaler tout problème afin d'ajuster ou de remplacer le matériel si nécessaire.

Le rôle de l'aide-soignant ne se limite pas à donner des conseils d'entretien ; il consiste aussi à **démontrer les gestes** de nettoyage et d'entretien au patient. Pour cela, l'aide-soignant peut organiser une séance pratique lors de la première utilisation de la CPAP, montrant comment démonter, nettoyer, et remonter correctement chaque composant. Cela permet au patient de se familiariser avec l'appareil et d'acquérir une routine d'entretien dès le départ. Une bonne démonstration est souvent plus efficace qu'un simple discours, car elle permet de s'assurer que le patient se sent à l'aise et compétent dans l'utilisation et l'entretien de son appareil.

Enfin, l'aide-soignant doit souligner que **l'entretien régulier de l'équipement CPAP est directement lié à l'efficacité du traitement**. Un matériel mal entretenu peut non seulement entraîner des infections ou des irritations, mais aussi réduire l'efficacité du traitement de l'apnée du sommeil. Par exemple, un masque qui fuit ou un tuyau obstrué ne fournira pas la pression d'air nécessaire pour maintenir les voies respiratoires ouvertes, ce qui compromet la qualité du sommeil du patient et le bénéfice thérapeutique de la CPAP. En sensibilisant le patient à ces enjeux, l'aide-soignant favorise l'adhésion au traitement et contribue à améliorer la santé globale du patient sur le long terme.

Chapitre 4

Les Troubles Respiratoires Liés au Sommeil

- L'apnée obstructive du sommeil (AOS) : Mécanismes et traitements

L'apnée obstructive du sommeil (AOS) est un trouble respiratoire fréquent, mais souvent sous-diagnostiqué, qui se caractérise par des interruptions répétées de la respiration pendant le sommeil. Ces interruptions, appelées **apnées**, surviennent lorsque les muscles de la gorge se relâchent excessivement, entraînant une obstruction partielle ou complète des voies respiratoires supérieures. Chaque épisode d'apnée dure généralement de 10 à 30 secondes, parfois plus, et se répète plusieurs fois par heure. Ce phénomène perturbe le sommeil, fragmente les cycles de sommeil profond, et provoque des réveils fréquents, souvent inconscients. L'AOS a des répercussions importantes sur la santé globale, à la fois à court et à long terme, mais elle peut être efficacement traitée si elle est correctement diagnostiquée.

Mécanismes de l'apnée obstructive du sommeil

Le mécanisme central de l'apnée obstructive du sommeil repose sur le **relâchement des muscles de la gorge** pendant le sommeil, en particulier au niveau du pharynx. Chez les personnes atteintes d'AOS, ce relâchement est suffisant pour entraîner un effondrement partiel ou complet des tissus mous qui entourent les voies aériennes supérieures, bloquant ainsi le passage de l'air. Ce blocage provoque une **diminution du flux d'air** ou un arrêt total de la respiration, ce qui interrompt la ventilation pulmonaire et entraîne une baisse de l'oxygénation sanguine (hypoxémie).

Lorsque les niveaux d'oxygène chutent, le cerveau envoie des signaux d'alarme pour relancer la respiration. Cela se traduit par un **micro-réveil** ou un éveil complet, souvent accompagné d'un reniflement ou d'une inspiration brusque. Le patient, souvent inconscient de ces réveils, replonge rapidement dans le sommeil, mais la répétition fréquente de ces événements perturbe la continuité et la profondeur des cycles de sommeil, particulièrement le sommeil profond et paradoxal, qui sont essentiels pour une récupération optimale.

L'un des signes caractéristiques de l'AOS est le **ronflement**, causé par le passage de l'air à travers les voies aériennes partiellement obstruées. Cependant, tous les ronflements ne sont pas synonymes d'apnée, et tous les patients souffrant d'AOS ne ronflent pas. D'autres symptômes diurnes incluent une **somnolence excessive**, une **fatigue chronique**, des difficultés de concentration et des maux de tête au réveil, en raison de la mauvaise qualité du sommeil et des épisodes répétés de désaturation en oxygène. À long terme, l'AOS augmente le risque de développer des maladies graves telles que l'hypertension artérielle, les maladies cardiovasculaires, le diabète de type 2 et les accidents vasculaires cérébraux.

Facteurs de risque

L'AOS est un trouble multifactoriel, influencé par plusieurs facteurs de risque. L'**obésité** est l'un des principaux contributeurs à l'apnée du sommeil, car l'accumulation de tissu adipeux autour du cou et des voies respiratoires exerce une pression supplémentaire sur les muscles de la gorge. Le **tour de cou épais** est souvent un indicateur de risque accru. D'autres facteurs incluent les anomalies anatomiques, comme une **hypertrophie des amygdales**, une **luette volumineuse**, ou un **menton reculé** (rétrognathie), qui rétrécissent naturellement les voies respiratoires.

L'**âge** est également un facteur de risque, car les tissus de la gorge ont tendance à se relâcher davantage avec le vieillissement. Le sexe joue aussi un rôle : les hommes sont plus susceptibles de développer l'AOS, bien que l'incidence chez les femmes augmente après la ménopause. Enfin, des habitudes comme le **tabagisme**, la **consommation excessive d'alcool**, ou l'utilisation de sédatifs peuvent aggraver les symptômes en relaxant encore plus les muscles de la gorge.

Traitements de l'apnée obstructive du sommeil

Le traitement de l'AOS dépend de la gravité des symptômes et de l'ampleur des apnées. Il existe plusieurs options de traitement, allant des changements de mode de vie aux interventions médicales plus spécifiques. L'objectif du traitement est de maintenir les voies respiratoires ouvertes pendant le sommeil afin de prévenir les apnées et de rétablir un sommeil de qualité.

Le traitement de référence pour les formes modérées à sévères d'AOS est la **ventilation en pression positive continue (CPAP)**. Cet appareil délivre un flux d'air sous pression à travers un masque porté sur le nez ou la bouche pendant le sommeil. La pression de l'air empêche les voies respiratoires de s'effondrer, garantissant ainsi un passage d'air constant tout au long de la nuit. La CPAP est très efficace pour réduire les apnées, améliorer la qualité du sommeil et diminuer les symptômes diurnes comme la somnolence et la fatigue. Cependant, son succès repose sur une bonne adhésion au traitement, ce qui implique une utilisation régulière et une bonne adaptation au masque. Certains patients peuvent rencontrer des difficultés d'adaptation à la CPAP en raison de la gêne ou du bruit de l'appareil, mais avec un suivi et des ajustements personnalisés, ces obstacles peuvent être surmontés.

Pour les formes légères à modérées de l'AOS, d'autres options de traitement peuvent être envisagées, comme les **orthèses d'avancée mandibulaire (OAM)**. Ces dispositifs dentaires, portés pendant le sommeil, repositionnent la mâchoire inférieure vers l'avant, ce qui aide à maintenir les voies respiratoires ouvertes. Les OAM sont particulièrement utiles pour les patients souffrant d'apnée légère ou pour ceux qui ne tolèrent pas la CPAP.

Les **changements de mode de vie** jouent également un rôle clé dans le traitement de l'AOS, en particulier pour les patients en surpoids ou obèses. La **perte de poids** peut réduire significativement l'obstruction des voies respiratoires et améliorer la qualité du sommeil. L'arrêt du **tabac** et de l'**alcool**, surtout avant le coucher, est également recommandé pour diminuer l'aggravation des apnées.

Dans certains cas, notamment lorsque l'AOS est liée à des anomalies anatomiques importantes, des **interventions chirurgicales** peuvent être envisagées. Ces interventions visent à élargir les voies respiratoires en réduisant les tissus obstruants. Les options chirurgicales incluent la **uvulopalatopharyngoplastie (UPPP)**, qui consiste à retirer l'excès de tissus mous dans le palais et la gorge, ou des procédures visant à repositionner la mâchoire ou à retirer les amygdales.

Enfin, pour les patients souffrant de **syndrome de résistance des voies aériennes supérieures** ou de **troubles positionnels**, des conseils pratiques peuvent être utiles, comme dormir sur le côté au lieu du dos, car cette position réduit le risque d'obstruction des voies respiratoires.

- Le rôle de l'aide-soignant dans la prise en charge des patients sous CPAP
  - Éducation des patients à l'utilisation du matériel

L'éducation des patients à l'utilisation du matériel médical, en particulier pour des dispositifs tels que la ventilation en pression positive continue (CPAP) ou les orthèses d'avancée mandibulaire (OAM), est une composante essentielle de la prise en charge des troubles du sommeil. Une bonne compréhension et une utilisation correcte de ces équipements sont cruciales pour garantir l'efficacité du traitement, améliorer la qualité de vie des patients et prévenir les complications liées à une mauvaise adhésion. L'aide-soignant joue un rôle fondamental dans cette éducation, en accompagnant les patients pas à pas, en expliquant le fonctionnement des dispositifs, et en s'assurant que chaque personne se sente à l'aise et confiante dans l'utilisation de son matériel.

La première étape de l'éducation du patient consiste à lui **expliquer en termes simples le rôle de l'appareil**, que ce soit une CPAP ou une OAM, en mettant l'accent sur son importance dans le traitement des troubles du sommeil, tels que l'apnée obstructive du sommeil. L'aide-soignant doit s'assurer que le patient comprend bien que ces dispositifs visent à maintenir les voies respiratoires ouvertes pendant le sommeil, et qu'ils sont essentiels pour améliorer la qualité de son sommeil et, par conséquent, sa santé générale. En expliquant les mécanismes de base de l'appareil – comment la CPAP fournit un flux d'air continu pour prévenir l'obstruction des voies respiratoires ou comment l'OAM repositionne la mâchoire pour dégager le passage de l'air – l'aide-soignant aide à démystifier l'équipement et à réduire l'anxiété souvent associée à son utilisation.

Le **choix du matériel** est également un aspect important de l'éducation. Pour la CPAP, par exemple, il existe différents types de masques : nasal, buccal, ou nasal-buccal, qui doivent être adaptés aux besoins spécifiques du patient. L'aide-soignant, en collaboration avec les professionnels de santé, aide le patient à choisir le masque qui lui convient le mieux, en fonction de sa morphologie et de ses préférences personnelles. Un bon ajustement est essentiel pour garantir l'étanchéité du masque et éviter les fuites d'air, qui pourraient réduire l'efficacité du traitement et entraîner un inconfort. Pour ce faire, l'aide-soignant montre comment ajuster les sangles du masque afin qu'il soit bien fixé, sans exercer de pression excessive sur le visage, ce qui pourrait provoquer des douleurs ou des irritations cutanées.

Ensuite, l'aide-soignant doit **démontrer les étapes de l'utilisation quotidienne** du matériel. Par exemple, pour la CPAP, il est essentiel que le patient apprenne à mettre et à enlever le masque correctement, à allumer et éteindre l'appareil, et à vérifier les réglages de pression d'air. L'aide-soignant guide le patient dans cette manipulation en effectuant chaque étape avec lui, en lui montrant les bonnes pratiques et en l'aidant à s'habituer à la sensation de porter le masque. Ce processus de familiarisation est crucial, car il permet au patient de se sentir plus à l'aise avec l'équipement, surtout pendant les premières nuits d'utilisation, où il pourrait rencontrer des difficultés d'adaptation.

Une fois l'utilisation de base maîtrisée, il est tout aussi important de former le patient à **l'entretien régulier du matériel**, en insistant sur l'hygiène et la maintenance pour garantir à la fois la durabilité de l'équipement et la sécurité du traitement. L'aide-soignant explique comment nettoyer les différentes parties du dispositif, en particulier le masque, le tuyau et le réservoir d'eau pour la CPAP, afin d'éviter l'accumulation de poussière, de bactéries ou de moisissures qui pourraient provoquer des infections respiratoires. Le patient apprend à démonter et remonter le matériel de manière simple et rapide, et l'aide-soignant montre les produits et méthodes les plus adaptés pour chaque élément (savon doux, eau distillée pour le réservoir, etc.).

Outre les aspects techniques, l'aide-soignant doit **préparer le patient aux éventuelles difficultés d'adaptation** qu'il pourrait rencontrer, notamment avec la CPAP. Beaucoup de patients ressentent une gêne au début, que ce soit en raison du bruit de l'appareil, de la sensation d'air sous pression, ou du fait de devoir dormir avec un masque. L'aide-soignant joue ici un rôle crucial en rassurant le patient et en lui expliquant que cette gêne est normale au début, mais qu'elle disparaît généralement après quelques jours ou semaines d'utilisation régulière. Il peut aussi proposer des conseils pratiques, comme essayer de porter le masque pendant des périodes courtes avant le coucher pour s'y habituer progressivement, ou ajuster le niveau d'humidité si l'air est trop sec ou trop humide.

En plus de gérer les aspects pratiques, l'aide-soignant encourage le patient à **poser des questions et à exprimer ses préoccupations**. Il est important que le patient se sente à l'aise d'exprimer ses craintes ou ses doutes quant à l'utilisation du matériel. En répondant de manière claire et en adaptant ses explications en fonction des besoins et des capacités de compréhension de chaque patient, l'aide-soignant contribue à renforcer la confiance dans le traitement et à améliorer l'adhésion à long terme. Cette dimension relationnelle est essentielle, car un patient qui se sent écouté et soutenu est plus susceptible de suivre son traitement avec rigueur.

L'éducation ne se limite pas aux premiers jours d'utilisation ; elle inclut également un **suivi régulier** pour s'assurer que le patient continue à bien utiliser et entretenir son matériel. L'aide-soignant peut organiser des visites ou des appels de suivi pour vérifier comment le patient se débrouille, s'il rencontre des problèmes techniques ou s'il a besoin de nouveaux conseils pour mieux s'adapter. Ce suivi permet de maintenir la motivation du patient, d'ajuster le matériel si nécessaire, et de prévenir les abandons de traitement, qui sont fréquents en cas de difficultés non résolues.

Enfin, l'aide-soignant doit souligner que **l'adhésion au traitement est un élément clé de la réussite**. En expliquant les conséquences d'une mauvaise utilisation ou d'une utilisation irrégulière du matériel, comme le retour des symptômes d'apnée du sommeil ou l'aggravation des complications cardiovasculaires, il incite le patient à prendre son traitement au sérieux. En même temps, il est important de rappeler que l'utilisation régulière de l'appareil peut transformer la qualité de vie en réduisant la fatigue diurne, en améliorant la concentration et en diminuant le risque de maladies graves associées à l'apnée du sommeil.

o Surveillance et ajustements du traitement à domicile

La surveillance et les ajustements du traitement à domicile sont des éléments clés dans la prise en charge des patients atteints de troubles du sommeil, en particulier pour ceux qui utilisent des dispositifs comme la ventilation à pression positive continue (CPAP) ou des orthèses d'avancée mandibulaire (OAM). Une fois que le patient est équipé et formé à l'utilisation de son matériel, l'efficacité du traitement dépend d'une surveillance régulière et d'ajustements en fonction des besoins individuels. L'aide-soignant joue un rôle crucial dans ce suivi, en apportant un soutien continu au patient pour s'assurer que le traitement reste optimal et que les complications ou les difficultés d'adhésion sont rapidement résolues.

Le **premier aspect de la surveillance** consiste à s'assurer que le patient utilise correctement et régulièrement son dispositif à domicile. Dans le cas de la CPAP, il est essentiel que le patient dorme avec l'appareil chaque nuit, car même une interruption temporaire du traitement peut entraîner une réapparition des symptômes d'apnée du sommeil, tels que la somnolence diurne excessive, les ronflements et les réveils nocturnes fréquents. L'aide-soignant peut aider à instaurer une routine, en encourageant le patient à intégrer l'utilisation de l'appareil dans son quotidien, et en vérifiant régulièrement son assiduité.

Les appareils CPAP modernes sont souvent équipés de **systèmes de télésurveillance**, qui permettent de suivre l'utilisation de l'appareil à distance, en enregistrant des données comme le nombre d'heures d'utilisation par nuit, la pression d'air délivrée et le taux de fuites du masque. L'aide-soignant peut accéder à ces données via des plateformes sécurisées et évaluer si le traitement est bien suivi et efficace. Par exemple, si les données montrent que l'appareil est utilisé de manière irrégulière ou que des fuites d'air importantes sont détectées, cela peut indiquer un problème d'ajustement du masque ou une gêne ressentie par le patient. L'aide-soignant peut alors intervenir pour contacter le patient, identifier les causes de ces anomalies et proposer des solutions pour améliorer l'utilisation de l'appareil.

Un autre aspect crucial de la surveillance est l'**évaluation de l'efficacité du traitement**. Même lorsque le dispositif est utilisé correctement, des ajustements peuvent être nécessaires pour garantir qu'il fonctionne de manière optimale. Dans le cas de la CPAP, il est parfois nécessaire d'ajuster la pression d'air délivrée en fonction de l'évolution des besoins du patient. Par exemple, si le patient a perdu du poids ou modifié ses habitudes de sommeil, la pression initialement prescrite pourrait ne plus être adaptée. De plus, si le patient continue à ressentir de la fatigue ou des symptômes d'apnée malgré l'utilisation régulière de l'appareil, cela peut être un signe que la pression n'est pas suffisante pour maintenir les voies respiratoires complètement ouvertes. L'aide-soignant, en collaboration avec l'équipe médicale, peut alors organiser des tests de contrôle ou ajuster les paramètres de l'appareil pour améliorer son efficacité.

La surveillance du **confort du patient** est également primordiale. Beaucoup de patients rencontrent des difficultés à s'adapter à leur traitement, surtout dans les premiers mois. Le port du masque CPAP, par exemple, peut provoquer des irritations cutanées, des douleurs au niveau du nez ou des fuites d'air gênantes. Certains patients peuvent également ressentir une gêne liée à la sensation d'air sous pression, ou souffrir de sécheresse nasale ou buccale. L'aide-soignant, lors des suivis à domicile ou par téléphone, doit rester à l'écoute des plaintes du patient et lui proposer des ajustements adaptés, comme l'utilisation d'un humidificateur intégré à l'appareil pour réduire la sécheresse, ou le remplacement du masque par un modèle plus confortable.

Dans certains cas, des **ajustements de posture et de comportement** peuvent également être nécessaires pour optimiser le traitement. Par exemple, les patients souffrant d'apnée obstructive du sommeil liée à la position peuvent bénéficier de conseils pour dormir sur le côté plutôt que sur le dos, afin de réduire le risque d'obstruction des voies respiratoires. L'aide-soignant peut proposer des techniques simples pour encourager cette position de sommeil, comme l'utilisation de coussins spécifiques ou de dispositifs anti-ronflement. De plus, il est important de rappeler au patient d'éviter certaines habitudes qui aggravent les apnées, comme la consommation d'alcool ou de sédatifs avant le coucher.

Le suivi des **effets secondaires du traitement** est également un aspect important de la surveillance à domicile. Par exemple, bien que la CPAP soit généralement bien tolérée, certains patients peuvent ressentir des effets secondaires tels que des ballonnements d'air (aérophagie) ou des sinusites. L'aide-soignant doit être attentif à ces symptômes et, si nécessaire, orienter le patient vers un médecin pour ajuster le traitement ou prescrire des solutions complémentaires. Dans le cas des patients utilisant des orthèses d'avancée mandibulaire, des douleurs au niveau de la mâchoire ou des dents peuvent survenir, et l'aide-soignant doit s'assurer que ces inconforts sont gérés rapidement pour éviter un abandon du traitement.

Enfin, l'aide-soignant doit veiller à maintenir une **communication régulière avec le patient**, non seulement pour vérifier l'utilisation du matériel et son efficacité, mais aussi pour répondre à ses questions, le rassurer et le motiver à poursuivre son traitement. Beaucoup de patients, confrontés aux contraintes de l'appareil, peuvent être tentés de réduire ou d'abandonner leur traitement s'ils ne perçoivent pas d'amélioration immédiate ou s'ils rencontrent des difficultés. L'aide-soignant, en offrant un soutien constant et en expliquant que les bénéfices du traitement s'observent souvent sur le long terme, aide le patient à rester engagé et à comprendre l'importance de la continuité du soin.

Pour certains patients, des **visites de suivi à domicile** peuvent être organisées, notamment pour ceux qui éprouvent des difficultés à utiliser correctement leur matériel. Lors de ces visites, l'aide-soignant peut vérifier l'état de l'équipement, s'assurer que le patient suit bien les consignes d'hygiène et d'entretien, et procéder à des ajustements si nécessaire. Ces visites sont également l'occasion de renforcer la relation de confiance entre le patient et l'équipe soignante, en apportant des réponses aux questions et en ajustant le traitement en fonction des retours du patient.

- Les urgences respiratoires nocturnes : Comment réagir en tant qu'aide-soignant ?

Les urgences respiratoires nocturnes constituent des situations critiques qui peuvent survenir chez les patients souffrant de troubles du sommeil, en particulier ceux atteints d'apnée obstructive du sommeil (AOS) ou de maladies respiratoires chroniques comme la bronchopneumopathie chronique obstructive (BPCO). Ces événements, bien que rares, nécessitent une intervention rapide et appropriée de la part de l'aide-soignant, dont le rôle est primordial pour assurer la sécurité du patient pendant la nuit. Face à ces urgences, l'aide-soignant doit non seulement réagir avec calme et compétence, mais aussi être capable de reconnaître rapidement les signes avant-coureurs d'une détresse respiratoire, de stabiliser le patient et d'alerter les professionnels de santé en cas de besoin.

Les **signes d'une urgence respiratoire nocturne** peuvent varier selon la cause sous-jacente, mais certains symptômes doivent alerter immédiatement l'aide-soignant. Une des premières indications est la **dyspnée aiguë**, ou difficulté soudaine à respirer. Cela peut se manifester par une respiration rapide et superficielle, un effort visible pour respirer, ou une sensation d'étouffement rapportée par le patient s'il est éveillé. Ce symptôme est souvent accompagné d'un **ralentissement ou d'une accélération anormale de la fréquence respiratoire**. Si la respiration devient très lente (bradypnée) ou excessivement rapide (tachypnée), cela peut être le signe d'une détérioration des fonctions respiratoires.

La **cyanose**, c'est-à-dire une teinte bleuâtre des lèvres, du visage ou des extrémités, est un autre signe de détresse respiratoire grave, indiquant un manque d'oxygénation du sang. En cas de cyanose, il est crucial d'agir rapidement pour rétablir une bonne oxygénation. De même, une **diminution de la saturation en oxygène** (SpO2) mesurée à l'aide d'un oxymètre de pouls peut indiquer que le patient ne reçoit pas suffisamment d'oxygène, un indicateur clé de l'urgence respiratoire.

Lorsqu'une urgence respiratoire nocturne est suspectée, la **réaction immédiate** de l'aide-soignant consiste à évaluer rapidement la situation et à stabiliser le patient tout en appelant à l'aide si nécessaire. La première étape est de **rassurer le patient**, car l'anxiété peut aggraver la détresse respiratoire. Si le patient est éveillé, l'aide-soignant doit lui demander de rester calme, de s'asseoir ou de se relever légèrement pour faciliter la respiration.

Une position assise ou semi-assise peut aider à dégager les voies respiratoires et à soulager l'effort respiratoire.

Si le patient est déjà sous **ventilation à pression positive continue (CPAP)**, l'aide-soignant doit vérifier immédiatement que l'appareil fonctionne correctement. Il peut s'agir de réajuster le masque si celui-ci a glissé ou de s'assurer qu'il n'y a pas de fuites d'air qui pourraient compromettre l'efficacité du traitement. En cas de problème technique avec la CPAP, l'aide-soignant doit essayer de rétablir le fonctionnement de l'appareil ou, en dernier recours, d'utiliser un masque à oxygène si le patient en est équipé, jusqu'à ce que l'assistance médicale arrive.

Dans certaines situations, un **appel aux services d'urgence** est indispensable. Si le patient présente des signes graves de détresse respiratoire, tels qu'une désaturation importante (SpO2 en dessous de 90 %), une cyanose persistante, une perte de connaissance ou des troubles de la conscience, l'aide-soignant doit immédiatement appeler les secours. Pendant ce temps, il est essentiel de continuer à surveiller les paramètres vitaux, de maintenir le patient dans une position favorable à la respiration et de continuer à lui administrer de l'oxygène si disponible. L'aide-soignant doit également informer les secours du diagnostic préalable du patient, comme l'AOS ou toute autre pathologie respiratoire, et des traitements en cours, pour que les intervenants puissent agir de manière appropriée dès leur arrivée.

En parallèle, l'aide-soignant doit également **documenter les événements** et relayer les informations aux équipes médicales. Il est important de noter l'heure exacte de l'apparition des symptômes, les actions entreprises pour stabiliser le patient, et les réponses du patient à ces interventions. Cette documentation sera précieuse pour le suivi médical et pour ajuster le traitement en conséquence.

Outre la gestion de la crise immédiate, il est essentiel de **prévenir les urgences respiratoires nocturnes** en amont, en assurant un suivi rigoureux des patients à risque. Cela inclut la vérification régulière du bon fonctionnement de l'équipement respiratoire, comme la CPAP, et l'enseignement aux patients des signes précoces de détresse respiratoire. L'aide-soignant doit encourager les patients à signaler rapidement toute gêne respiratoire ou tout changement dans leurs symptômes, même mineur. Il doit également s'assurer que le patient suit bien son traitement, qu'il utilise son appareil respiratoire de manière régulière et correcte, et que les réglages de pression d'air sont adaptés à ses besoins actuels.

Pour les patients souffrant de maladies respiratoires chroniques, comme la BPCO ou l'asthme, l'aide-soignant peut aussi jouer un rôle en **fournissant des conseils sur l'hygiène de vie**, tels que l'arrêt du tabac, la gestion de l'environnement pour limiter l'exposition aux allergènes ou polluants, et la pratique d'exercices respiratoires pour renforcer la capacité pulmonaire.

Enfin, il est crucial que l'aide-soignant soit régulièrement formé et familiarisé avec les **protocoles d'urgence** et les équipements disponibles. Les formations sur les gestes d'urgence, la réanimation cardio-respiratoire (RCR) et l'utilisation de l'oxygénothérapie sont indispensables pour permettre une réponse efficace et rapide en cas de détresse respiratoire. Ces compétences permettent non seulement de gérer les urgences, mais aussi de rassurer le patient et ses proches, en leur offrant un environnement de soin sécurisé.

Chapitre 5

Les Troubles Neurologiques du Sommeil

- Narcolepsie : Symptômes, diagnostic et traitements

La narcolepsie est un trouble neurologique chronique qui affecte la capacité du cerveau à réguler les cycles veille-sommeil. Elle se caractérise par une somnolence diurne excessive et des épisodes de sommeil soudains et incontrôlables qui peuvent survenir à tout moment de la journée, souvent dans des situations inappropriées. Ce trouble, bien que rare, impacte profondément la qualité de vie des personnes atteintes, en altérant leur capacité à rester éveillées et alertes au cours de la journée. La narcolepsie est encore souvent sous-diagnostiquée, car ses symptômes peuvent être confondus avec d'autres troubles du sommeil ou des maladies psychiatriques.

Symptômes de la narcolepsie

Le symptôme central de la narcolepsie est la **somnolence diurne excessive**. Contrairement à la fatigue que l'on peut ressentir après une mauvaise nuit de sommeil, la somnolence narcoleptique est chronique et intense. Les patients atteints de narcolepsie peuvent s'endormir brusquement en plein milieu d'une conversation, d'une réunion ou d'une activité physique. Ces endormissements soudains, appelés **crises de sommeil**, sont souvent très courts mais réparateurs, et les patients peuvent se réveiller avec une sensation temporaire de repos. Cependant, la somnolence revient rapidement, obligeant la personne à lutter constamment pour rester éveillée et concentrée.

Un autre symptôme spécifique de la narcolepsie est la **cataplexie**, une perte soudaine et brève du tonus musculaire provoquée par une émotion intense, comme le rire, la surprise, ou la colère. Pendant une attaque de cataplexie, les muscles deviennent soudainement faibles, ce qui peut entraîner des chutes, une incapacité à parler ou à bouger, bien que le patient reste conscient. Les attaques de cataplexie peuvent varier en intensité, allant de quelques secondes de faiblesse musculaire à des épisodes plus longs et plus sévères.

Les patients narcoleptiques peuvent également souffrir de **paralysie du sommeil**, une incapacité temporaire à bouger ou à parler au moment de s'endormir ou de se réveiller. Cette paralysie, qui peut être terrifiante pour les patients, survient lorsque le corps reste dans un état de paralysie musculaire typique du sommeil paradoxal, alors que l'esprit est déjà éveillé. Elle s'accompagne souvent d'**hallucinations hypnagogiques** ou hypnopompiques (à l'endormissement ou au réveil), qui sont des expériences sensorimotrices très vives et parfois effrayantes, créant l'impression de présence ou de mouvement alors qu'il n'y a aucun stimulus externe réel.

En raison de ces symptômes perturbateurs, la narcolepsie affecte non seulement le sommeil nocturne, qui est fragmenté et de mauvaise qualité, mais elle compromet aussi les activités de la vie quotidienne. Les patients peuvent se sentir gênés ou vulnérables face à la survenue imprévisible de crises de sommeil ou d'attaques de cataplexie. Cela peut également avoir un impact psychologique important, en générant de l'anxiété ou une dépression due à la difficulté de mener une vie normale.

Diagnostic de la narcolepsie

Le diagnostic de la narcolepsie est souvent retardé, car ses symptômes peuvent être attribués à d'autres troubles du sommeil ou à des troubles psychiatriques comme la dépression. Cependant, un diagnostic précis repose sur plusieurs étapes cliniques et sur des examens spécialisés. Le diagnostic commence par une **anamnèse complète** (historique médical), au cours de laquelle le médecin explore les symptômes du patient, en particulier la somnolence diurne excessive, les épisodes de cataplexie, et les éventuelles paralysies du sommeil ou hallucinations. Des questionnaires spécifiques, comme l'échelle d'Epworth de somnolence, peuvent être utilisés pour évaluer la gravité de la somnolence diurne.

Une fois la suspicion de narcolepsie posée, des examens du sommeil sont réalisés pour confirmer le diagnostic. La

polysomnographie nocturne est généralement effectuée en premier lieu, pour évaluer la qualité du sommeil nocturne et exclure d'autres troubles du sommeil, comme l'apnée du sommeil, qui pourraient expliquer la somnolence diurne. Ce test mesure l'activité cérébrale, les mouvements oculaires, la respiration et le tonus musculaire pendant le sommeil.

Après la polysomnographie, le patient effectue un **test de latence d'endormissement multiples (MSLT)**, qui est l'examen clé pour diagnostiquer la narcolepsie. Ce test mesure la capacité du patient à s'endormir pendant plusieurs siestes courtes réparties tout au long de la journée. Les patients narcoleptiques ont généralement une latence d'endormissement (temps nécessaire pour s'endormir) anormalement courte, souvent inférieure à cinq minutes, et ils entrent rapidement en **sommeil paradoxal** (REM), ce qui est atypique chez les individus sains.

Dans certains cas, une analyse du liquide céphalorachidien peut être réalisée pour mesurer les niveaux d'**hypocrétine** (ou orexine), un neurotransmetteur produit par l'hypothalamus, qui joue un rôle dans la régulation du sommeil. Les patients narcoleptiques souffrant de cataplexie ont souvent un déficit en hypocretine, et ce test peut aider à confirmer le diagnostic.

Traitements de la narcolepsie

Bien que la narcolepsie soit un trouble chronique sans guérison définitive, les traitements visent à **améliorer la qualité de vie** des patients en réduisant les symptômes et en améliorant la vigilance diurne. Le traitement repose sur une combinaison de **thérapies médicamenteuses** et de modifications du mode de vie.

Le traitement pharmacologique pour la narcolepsie commence généralement par des **stimulants** ou des médicaments favorisant la veille, tels que le **modafinil** ou l'**armodafinil**, qui aident à réduire la somnolence diurne excessive sans provoquer de dépendance. Dans les cas plus graves, des amphétamines peuvent être prescrites pour stimuler l'éveil. Ces médicaments sont efficaces pour maintenir la vigilance pendant la journée, mais ils doivent être pris sous surveillance médicale pour éviter les effets secondaires tels que l'irritabilité, la nervosité, ou une augmentation de la pression artérielle.

Pour traiter la cataplexie et les autres symptômes du sommeil paradoxal, comme les paralysies du sommeil et les hallucinations, des **antidépresseurs tricycliques** ou des **inhibiteurs de la recapture de la sérotonine-noradrénaline (IRSNa)**, comme la venlafaxine, peuvent être prescrits. Ces médicaments suppriment les symptômes liés à l'intrusion du sommeil paradoxal durant la veille. Un autre traitement particulièrement efficace contre la cataplexie est le **sodium oxybate**, qui est également utilisé pour améliorer la qualité du sommeil nocturne et réduire la somnolence diurne.

En plus des traitements médicamenteux, les patients narcoleptiques doivent adapter leur mode de vie pour gérer leur maladie au quotidien. L'un des conseils les plus importants est de planifier des **siestes régulières** pendant la journée, pour réduire la pression du sommeil et améliorer la vigilance entre les crises de sommeil. Ces siestes planifiées peuvent aider à minimiser les endormissements imprévus et permettre au patient de mieux organiser ses activités. Les patients doivent également adopter de bonnes **habitudes d'hygiène du sommeil**, en respectant des horaires de coucher et de lever réguliers, et en évitant les stimulants comme la caféine ou l'alcool avant le coucher.

Enfin, la **prise en charge psychologique** peut être nécessaire, car la narcolepsie peut entraîner des répercussions sociales et émotionnelles importantes. L'anxiété liée aux crises de cataplexie en public, la dépression causée par l'isolement social ou la gêne ressentie face à l'imprévisibilité des crises de sommeil peuvent nécessiter un soutien psychologique. Les thérapies cognitivo-comportementales (TCC) peuvent aider les patients à mieux vivre avec leur maladie et à surmonter les difficultés psychologiques associées.

- Syndrome des jambes sans repos : Impact sur le sommeil et prise en charge

Le syndrome des jambes sans repos (SJSR), aussi appelé **syndrome de Willis-Ekbom**, est un trouble neurologique qui se caractérise par un besoin irrépressible de bouger les jambes, souvent accompagné de sensations désagréables ou douloureuses, telles que des picotements, des démangeaisons, des fourmillements ou des brûlures. Ces symptômes apparaissent principalement au repos, en particulier en fin de journée ou durant la nuit, perturbant ainsi gravement le sommeil. Le SJSR est une affection fréquente qui peut avoir des conséquences importantes sur la qualité de vie, en raison de son impact direct sur le sommeil et la fatigue diurne qui en découle.

Impact sur le sommeil

Le syndrome des jambes sans repos est étroitement lié aux troubles du sommeil, car les symptômes surviennent principalement dans les moments de repos, surtout au coucher ou lors de périodes d'immobilité prolongée. Les patients décrivent souvent une sensation de **gêne ou de douleur** dans les jambes qui les pousse à bouger constamment pour obtenir un soulagement temporaire. Cette sensation désagréable disparaît dès que les jambes sont bougées, mais réapparaît dès que le patient revient à une position statique, ce qui entraîne des **réveils fréquents** et une incapacité à s'endormir ou à rester endormi.

Les patients atteints de SJSR peuvent passer des heures à essayer de trouver une position confortable ou à marcher dans la maison pour apaiser leurs symptômes, ce qui provoque une fragmentation importante du sommeil. Cette **fragmentation du sommeil** entraîne une **fatigue diurne** excessive et une somnolence, affectant les performances cognitives, la concentration, l'humeur, et la capacité à fonctionner normalement au quotidien. De plus, l'insomnie chronique liée au SJSR peut provoquer une détresse émotionnelle, et dans certains cas, conduire à l'anxiété ou à la dépression.

Ce trouble est également souvent associé à des **mouvements périodiques des membres (PLMS)**, qui sont des contractions involontaires et répétées des jambes pendant le sommeil. Ces mouvements, qui surviennent généralement pendant le sommeil lent, perturbent encore davantage les cycles de sommeil et exacerbent la sensation de fatigue diurne.

Prise en charge du syndrome des jambes sans repos

La prise en charge du syndrome des jambes sans repos repose sur une combinaison de **modifications du mode de vie**, de **traitements médicamenteux** et d'un suivi régulier pour adapter la thérapie en fonction des symptômes. L'objectif principal du traitement est de réduire les sensations désagréables dans les jambes, d'améliorer la qualité du sommeil et de diminuer l'impact de la fatigue sur les activités diurnes.

Les **modifications du mode de vie** constituent une première approche dans la gestion du SJSR, en particulier pour les formes légères à modérées. Il est conseillé d'adopter de bonnes **habitudes de sommeil**, comme se coucher et se lever à des heures régulières, créer un environnement de sommeil propice (calme, frais et sans distractions), et éviter les stimulants comme la caféine et la nicotine, qui peuvent aggraver les symptômes. De plus, certaines habitudes avant le coucher, comme prendre un bain chaud ou masser les jambes, peuvent aider à détendre les muscles et à réduire l'intensité des symptômes.

L'activité physique modérée, comme la marche ou le vélo, est souvent bénéfique pour soulager les symptômes du SJSR. Cependant, il est important d'éviter un exercice trop intense en fin de journée, car cela peut au contraire exacerber les sensations désagréables dans les jambes. Des étirements doux ou des exercices de relaxation peuvent également aider à apaiser les symptômes.

Sur le plan nutritionnel, il est recommandé de surveiller les **carences en fer**, car une faible concentration de ferritine (réserves de fer dans le corps) est souvent associée au SJSR. Le traitement par des suppléments de fer peut être efficace chez certains patients pour réduire les symptômes, sous réserve d'un suivi médical. Les carences en magnésium et en vitamines B peuvent également jouer un rôle, et des ajustements nutritionnels peuvent être envisagés après un bilan sanguin.

Lorsque les modifications du mode de vie ne suffisent pas à contrôler les symptômes, des **traitements médicamenteux**peuvent être prescrits. Le premier choix de traitement pharmacologique inclut souvent des **agonistes dopaminergiques**, comme le pramipexole, le ropinirole ou la rotigotine. Ces médicaments agissent en stimulant les récepteurs de la dopamine dans le cerveau, car un dysfonctionnement du système dopaminergique est souvent impliqué dans le SJSR. Bien que ces médicaments soient généralement efficaces, leur utilisation prolongée peut entraîner des effets secondaires, comme une augmentation paradoxale des symptômes (appelée augmentation) ou des troubles compulsifs.

D'autres options médicamenteuses incluent les **anticonvulsivants** comme la gabapentine ou la prégabaline, qui sont utiles pour réduire les douleurs et les sensations désagréables dans les jambes, en particulier chez les patients souffrant de formes sévères du SJSR. Les benzodiazépines, comme le clonazépam, peuvent être prescrites pour améliorer la qualité du sommeil, mais leur utilisation doit être surveillée en raison du risque de dépendance et de somnolence diurne.

Dans certains cas, des **opioïdes** à faible dose peuvent être envisagés pour traiter les formes les plus graves de SJSR, surtout lorsque les autres traitements se révèlent inefficaces. Cependant, l'utilisation d'opioïdes est généralement limitée à des situations spécifiques en raison du risque de dépendance et des effets secondaires.

La prise en charge du SJSR nécessite également un **suivi régulier**, car la réponse aux traitements peut varier au fil du temps. Les patients doivent être surveillés pour s'assurer que les médicaments sont efficaces et bien tolérés, et des ajustements doivent être effectués en cas d'effets secondaires ou de progression des symptômes. De plus, en raison du caractère chronique de cette pathologie, les patients doivent être encouragés à maintenir une bonne hygiène de vie à long terme pour gérer leur trouble de manière optimale.

- Le rôle de l'aide-soignant dans la prise en charge des patients avec des troubles neurologiques du sommeil
  - Surveillance des crises d'endormissement soudaines

La surveillance des crises d'endormissement soudaines, particulièrement chez les patients atteints de narcolepsie ou d'autres troubles du sommeil caractérisés par une somnolence diurne excessive, est cruciale pour assurer leur sécurité et bien-être. Ces crises se manifestent par des épisodes inattendus de sommeil, souvent incontrôlables, qui surviennent dans des situations inappropriées comme au travail, en classe, ou même en conduisant. L'aide-soignant, en tant que professionnel de santé en première ligne, doit être attentif à ces épisodes pour minimiser les risques associés, tout en aidant le patient à gérer efficacement cette somnolence diurne et à optimiser son traitement.

Caractéristiques des crises d'endormissement soudaines

Les crises d'endormissement soudaines surviennent de manière imprévisible, souvent en pleine journée, lorsque le patient est engagé dans des activités qui nécessitent concentration ou éveil. Ces épisodes, qui peuvent durer de quelques secondes à plusieurs minutes, plongent le patient dans un état de sommeil profond et irrépressible. Contrairement à la fatigue que tout le monde peut ressentir après une mauvaise nuit de sommeil, les crises d'endormissement sont caractéristiques de troubles neurologiques comme la narcolepsie, où le cerveau est incapable de maintenir un équilibre normal entre la veille et le sommeil.

Les patients peuvent également passer rapidement en **sommeil paradoxal** (REM), ce qui signifie qu'ils peuvent rêver presque immédiatement après s'être endormis. Cela peut entraîner des **hallucinations hypnagogiques**, des rêves vivaces qui peuvent provoquer de la confusion et un sentiment de désorientation lorsqu'ils se réveillent brusquement.

Surveillance des crises

La surveillance des crises d'endormissement implique une **observation continue** du patient, en particulier dans des environnements à risque, comme lors de l'utilisation de machines, pendant la conduite ou dans des situations nécessitant une vigilance constante. L'aide-soignant doit être attentif à certains signes avant-coureurs qui peuvent précéder une crise, tels que des paupières lourdes, un relâchement musculaire soudain, des bâillements répétés, ou une baisse d'attention marquée. Ces signes peuvent indiquer que le patient est sur le point de s'endormir.

Dans les cas où le patient est sujet à des crises fréquentes et sévères, il est recommandé de mettre en place des **mesures de sécurité** adaptées à son environnement. Par exemple, il peut être nécessaire d'éviter les activités dangereuses pendant certaines périodes de la journée où la somnolence est plus prononcée. L'aide-soignant peut aussi organiser l'espace de vie ou de travail du patient pour réduire les risques de chute ou de blessure en cas d'endormissement soudain.

Gestion des crises

Lorsque survient une crise d'endormissement, il est essentiel que l'aide-soignant **veille à la sécurité immédiate du patient**. Si le patient est en train d'effectuer une tâche potentiellement dangereuse, comme cuisiner ou manipuler des objets lourds, il doit intervenir rapidement pour éviter un accident. Le patient doit être placé en position sécuritaire, idéalement assis ou allongé dans un endroit sûr, jusqu'à ce qu'il se réveille naturellement ou soit doucement réveillé. Il est important d'éviter de secouer ou de réveiller brusquement le patient, car cela pourrait provoquer une désorientation ou un état de confusion.

Dans certains cas, si le patient est susceptible de se réveiller dans un environnement inconnu ou potentiellement perturbant, l'aide-soignant peut **le rassurer** en lui expliquant calmement ce qui vient de se passer, et en lui donnant le temps de se réorienter avant de reprendre ses activités. La gestion empathique de ces épisodes est essentielle pour éviter que le patient ne se sente embarrassé ou stressé.

Prévention et ajustements du traitement

La surveillance des crises d'endormissement va de pair avec la **prévention et la gestion proactive** des symptômes. L'aide-soignant, en collaboration avec l'équipe médicale, doit aider le patient à **identifier les moments critiques de la journée** où la somnolence est la plus forte. La planification de **siestes régulières et programmées** peut être une stratégie efficace pour prévenir les crises soudaines, en réduisant la pression du sommeil à des moments clés. Ces siestes permettent de recharger les réserves d'énergie et d'améliorer la vigilance pendant les périodes où le patient doit être actif.

Un autre aspect important de la gestion des crises d'endormissement est l'ajustement des **traitements pharmacologiques**. Les patients atteints de narcolepsie ou d'autres troubles de la vigilance sont souvent traités avec des **stimulants**, tels que le modafinil, ou des médicaments favorisant l'éveil. L'aide-soignant doit observer les effets de ces traitements sur le patient, en notant toute amélioration ou tout effet secondaire. Si le patient continue de faire des crises malgré le traitement, il peut être nécessaire d'ajuster la posologie ou d'envisager des alternatives médicamenteuses en collaboration avec le médecin traitant.

Education et soutien du patient

Au-delà de la surveillance, l'aide-soignant joue un rôle essentiel dans l'**éducation du patient** et de son entourage sur la gestion des crises d'endormissement soudaines. Il doit informer le patient sur l'importance d'adopter un rythme de vie régulier, avec des horaires de sommeil bien définis et un environnement propice au repos. Les stimulants, comme la caféine ou les boissons énergétiques, doivent être utilisés avec précaution et sous la supervision d'un professionnel de santé, car ils peuvent altérer la qualité du sommeil nocturne et aggraver la somnolence diurne.

Le soutien psychologique est également crucial, car les crises d'endormissement peuvent générer de l'anxiété ou de la gêne sociale, particulièrement dans des environnements professionnels ou publics. L'aide-soignant peut aider le patient à trouver des stratégies pour expliquer son trouble à son entourage ou à son employeur, afin de créer un environnement compréhensif et sécurisé.

o   Prévention des risques de chutes nocturnes

La prévention des risques de chutes nocturnes est un aspect fondamental des soins, en particulier pour les personnes âgées ou les patients souffrant de troubles du sommeil, de maladies chroniques, ou d'une mobilité réduite. Les chutes nocturnes peuvent entraîner des blessures graves, telles que des fractures, des contusions ou des traumatismes crâniens, et elles sont souvent liées à un environnement inadapté ou à des troubles de la vigilance. L'aide-soignant, en tant que premier intervenant dans la prévention de ces accidents, joue un rôle essentiel dans l'évaluation des risques, l'aménagement de l'espace et l'éducation du patient pour garantir un environnement sécurisé pendant la nuit.

Facteurs de risque des chutes nocturnes

Les chutes nocturnes peuvent être causées par un ensemble de **facteurs intrinsèques** (liés à la personne) et **extrinsèques**(liés à l'environnement). Parmi les facteurs intrinsèques, on trouve les **troubles de la mobilité** (liés à des maladies comme l'arthrose, la maladie de Parkinson, ou la sclérose en plaques), des **problèmes d'équilibre**, et la **faiblesse musculaire**, qui augmentent le risque de chute. Les troubles du sommeil, tels que l'insomnie ou l'apnée obstructive du sommeil, peuvent aussi entraîner de la **somnolence nocturne** et des épisodes de confusion lors des réveils nocturnes.

Les **troubles cognitifs** comme la démence ou les troubles neurologiques peuvent également perturber la perception et la coordination, rendant les déplacements nocturnes plus dangereux. De plus, certains **médicaments** – en particulier les sédatifs, les somnifères, les antihypertenseurs et les diurétiques – augmentent le risque de vertiges, d'hypotension orthostatique (chute de la pression artérielle lors du passage à la position debout) et de confusion nocturne.

Les facteurs extrinsèques incluent un **environnement mal adapté** : une chambre mal éclairée, des obstacles au sol, des tapis glissants ou des meubles mal positionnés peuvent contribuer à augmenter les risques de chute durant la nuit.

Mesures de prévention des chutes nocturnes

La première étape de la prévention des chutes consiste à **évaluer les risques individuels** de chaque patient. L'aide-soignant, en collaboration avec l'équipe médicale, doit identifier les patients à risque élevé, en tenant compte de leur historique médical, de leurs traitements en cours et de leur mobilité. Une évaluation régulière permet d'adapter les mesures préventives en fonction de l'évolution de l'état du patient.

L'aménagement de l'espace de sommeil est également essentiel pour réduire les risques de chute. **Optimiser l'éclairage**

nocturne est une première mesure simple mais très efficace. Installer des **veilleuses** le long du parcours que le patient pourrait emprunter pendant la nuit (de la chambre aux toilettes, par exemple) permet de maintenir un niveau de visibilité suffisant pour éviter les obstacles tout en étant peu invasif. Des lampes avec des capteurs de mouvement peuvent également être utiles, s'allumant automatiquement lorsque le patient se lève.

Les **surfaces dégagées** sont cruciales pour éviter les trébuchements. Tous les objets inutiles doivent être retirés des chemins de passage, y compris les tapis, qui peuvent être glissants ou se soulever sur les bords. Si un tapis est nécessaire, il doit être bien fixé au sol avec des adhésifs antidérapants. Les fils électriques ou les câbles doivent être rangés de manière sécurisée, pour éviter que le patient ne trébuche.

Un autre élément clé de la prévention est l'**ajustement du mobilier**. Le lit doit être à une hauteur appropriée pour le patient : ni trop bas, ni trop haut. Un lit médicalisé avec des **barrières latérales ajustables** peut être une solution efficace pour les patients à risque élevé de chute, car il empêche les mouvements brusques hors du lit pendant le sommeil ou les épisodes de confusion nocturne. Toutefois, il est important de vérifier que le patient peut sortir du lit de manière autonome et en toute sécurité lorsqu'il en a besoin. Des **barres d'appui** placées à proximité du lit ou dans la salle de bain offrent un soutien supplémentaire lors des déplacements nocturnes, réduisant ainsi les risques de perte d'équilibre.

La **gestion des médicaments** est également cruciale pour limiter les risques de vertiges et de somnolence excessive durant la nuit. L'aide-soignant doit surveiller les effets secondaires des médicaments, en particulier ceux qui affectent l'équilibre et la vigilance, et signaler tout effet indésirable au médecin afin que les doses ou les types de traitements puissent être ajustés si nécessaire. La prise de sédatifs ou de somnifères doit être limitée, et le patient doit être encouragé à adopter des techniques de relaxation pour favoriser le sommeil sans recourir à des médicaments.

Éducation du patient et des proches

L'éducation du patient et de ses proches est un aspect fondamental de la prévention des chutes nocturnes. L'aide-soignant doit expliquer au patient l'importance de **prendre son temps** lorsqu'il se lève la nuit, en particulier s'il se réveille brusquement ou après une longue période de sommeil. L'**hypotension orthostatique**, courante chez les personnes âgées, peut provoquer des étourdissements lorsqu'elles passent rapidement de la position allongée à la position debout. Il est donc recommandé de conseiller au patient de s'asseoir quelques instants sur le bord du lit avant de se lever complètement.

L'aide-soignant peut également enseigner des exercices simples pour **renforcer les muscles et améliorer l'équilibre**, notamment des exercices de renforcement des membres inférieurs ou des séances de marche régulières durant la journée. Pour les patients les plus à risque, une évaluation avec un **kinésithérapeute** ou un ergothérapeute peut être recommandée pour évaluer la marche et proposer des exercices adaptés.

Si le patient est en résidence ou en milieu hospitalier, des **aides techniques** comme les **chaussures antidérapantes** ou les **déambulateurs** peuvent être mis à disposition pour faciliter les déplacements nocturnes en toute sécurité. L'aide-soignant doit également sensibiliser les proches du patient à l'importance de ces mesures, en leur expliquant comment rendre l'environnement domestique plus sûr.

Surveillance des épisodes nocturnes

Pour les patients présentant un risque très élevé de chute, une **surveillance nocturne renforcée** peut être nécessaire. Dans certains cas, des systèmes de surveillance vidéo ou des **capteurs de mouvement connectés** au lit peuvent alerter l'aide-soignant en cas de tentative de lever pendant la nuit, permettant ainsi une intervention rapide. Si le patient souffre de confusion ou de troubles cognitifs, l'aide-soignant peut aussi programmer des visites nocturnes régulières pour vérifier que le patient est en sécurité et ne tente pas de se lever seul.

Chapitre 6

L'Éducation Thérapeutique du Patient

- Le rôle éducatif de l'aide-soignant : Comprendre les troubles du sommeil pour mieux éduquer les patients

Le rôle éducatif de l'aide-soignant est fondamental dans la prise en charge des patients atteints de troubles du sommeil. En étant un acteur clé du suivi quotidien, l'aide-soignant a la responsabilité non seulement d'assurer des soins appropriés, mais aussi de **transmettre des informations** essentielles pour aider les patients à comprendre et gérer leurs troubles. L'éducation des patients est un processus continu qui vise à leur donner les outils nécessaires pour mieux appréhender leur état de santé, à adopter des comportements favorisant un sommeil réparateur et à renforcer leur adhésion aux traitements. Pour remplir ce rôle efficacement, l'aide-soignant doit avoir une bonne connaissance des différents troubles du sommeil et être capable de transmettre ces informations de manière accessible et adaptée à chaque patient.

Comprendre les troubles du sommeil

Les troubles du sommeil sont variés et peuvent inclure des pathologies comme l'**apnée obstructive du sommeil**, l'**insomnie**, la **narcolepsie**, le **syndrome des jambes sans repos** ou encore des troubles du rythme circadien. Chacun de ces troubles affecte la qualité du sommeil de manière spécifique et peut avoir des répercussions importantes sur la santé physique et mentale des patients, notamment en entraînant de la fatigue diurne excessive, des troubles cognitifs ou une altération de l'humeur.

Pour être un bon éducateur, l'aide-soignant doit d'abord bien comprendre ces troubles, leurs mécanismes et leurs traitements. Par exemple, dans le cas de l'apnée obstructive du sommeil, il est essentiel de savoir expliquer au patient que ce trouble est lié à l'obstruction des voies respiratoires supérieures pendant le sommeil, provoquant des arrêts temporaires de la respiration. Il doit être capable de décrire les symptômes typiques, comme les réveils fréquents, les ronflements ou les sensations d'étouffement, et les conséquences à long terme, comme l'hypertension, les maladies cardiaques ou le diabète. Une telle compréhension permet à l'aide-soignant de répondre aux questions des patients et de leur donner des explications claires sur la nécessité d'un traitement, tel que l'utilisation d'un appareil de ventilation en pression positive continue (CPAP).

Le rôle éducatif de l'aide-soignant

L'un des principaux objectifs de l'éducation des patients est de leur permettre de **comprendre la nature de leur trouble**, car une meilleure compréhension mène souvent à une meilleure adhésion au traitement. L'aide-soignant doit donc expliquer au patient pourquoi il a des troubles du sommeil et comment cela affecte son corps et son esprit. Par exemple, dans le cas de l'insomnie, il peut être utile de parler des **facteurs déclenchants**, comme le stress ou les mauvaises habitudes de sommeil, et de montrer comment ces éléments peuvent déséquilibrer les cycles de sommeil. L'aide-soignant doit également souligner l'importance de bonnes pratiques d'**hygiène du sommeil**, telles que respecter des horaires réguliers de coucher et de lever, éviter les écrans avant le coucher et créer un environnement de sommeil calme et confortable.

L'éducation ne se limite pas à une transmission d'informations théoriques, mais implique également de **montrer des pratiques concrètes**. L'aide-soignant peut par exemple montrer au patient comment ajuster son masque CPAP, comment entretenir correctement son appareil ou comment utiliser des accessoires comme des oreillers ergonomiques pour améliorer le confort durant la nuit. Ce soutien pratique permet au patient de se sentir plus autonome et plus confiant dans la gestion de son traitement à domicile.

Dans le cadre de troubles comme la narcolepsie, où les symptômes peuvent être mal compris ou stigmatisés, l'aide-soignant joue aussi un rôle important dans la **dédramatisation** et le **soutien psychologique**. Il aide le patient à comprendre que ces troubles, bien qu'invalidants, peuvent être gérés avec un traitement approprié et en adoptant certaines habitudes comme des siestes planifiées pendant la journée pour compenser la somnolence excessive. L'aide-soignant peut également expliquer à la famille du patient comment soutenir au mieux leur proche dans la gestion de son trouble, en créant un environnement compréhensif et adapté.

Encourager l'adhésion aux traitements

Un des grands défis de l'aide-soignant dans son rôle éducatif est de **favoriser l'adhésion du patient à son traitement**. Il est courant que les patients rencontrent des difficultés à suivre un traitement, notamment dans le cas de la CPAP pour l'apnée du sommeil, en raison de la gêne que peut provoquer le masque ou le bruit de l'appareil. L'aide-soignant doit non seulement expliquer l'importance du traitement à long terme, mais aussi **trouver des solutions aux obstacles** que le patient pourrait rencontrer. Par exemple, si un patient se plaint d'irritations dues au masque CPAP, l'aide-soignant peut lui montrer comment ajuster le masque pour plus de confort ou suggérer des accessoires comme des coussinets protecteurs.

En outre, l'aide-soignant doit sensibiliser le patient sur les **risques liés à l'abandon du traitement**. Dans le cas de l'apnée du sommeil non traitée, par exemple, l'aide-soignant peut expliquer que cela augmente le risque de maladies cardiovasculaires, d'accidents vasculaires cérébraux et de diabète. Ces informations sont cruciales pour convaincre le patient de continuer à utiliser son appareil, même s'il éprouve des difficultés initiales.

Adaptation de l'éducation au patient

L'un des aspects les plus importants du rôle éducatif de l'aide-soignant est d'adapter son discours et ses conseils aux besoins et aux capacités du patient. Chaque patient a un niveau de compréhension et d'expérience différent, ce qui signifie que l'aide-soignant doit **adapter son langage**, utiliser des termes simples et des explications claires, tout en restant attentif aux questions ou aux préoccupations du patient.

L'aide-soignant doit également tenir compte des **préférences personnelles** du patient, de son environnement social et familial, ainsi que de son niveau d'autonomie. Pour un patient âgé, par exemple, il peut être nécessaire de proposer des solutions pratiques pour faciliter l'utilisation du matériel à domicile, comme l'installation de barres de soutien dans la salle de bain ou la mise en place d'un éclairage adapté pour prévenir les chutes nocturnes. Pour un patient plus jeune ou plus autonome, l'accent peut être mis sur l'**autogestion** du trouble et la capacité à surveiller les signes d'une éventuelle détérioration de son état.

- Techniques de relaxation et d'hygiène du sommeil : Conseils pratiques à transmettre

Les **techniques de relaxation** et les principes d'**hygiène du sommeil** sont des outils essentiels pour aider les patients à améliorer la qualité de leur sommeil, surtout lorsqu'ils souffrent de troubles du sommeil comme l'insomnie, l'apnée du sommeil, ou le syndrome des jambes sans repos. En tant qu'aide-soignant, transmettre ces conseils pratiques aux patients permet de les autonomiser dans la gestion de leur sommeil et de prévenir les réveils nocturnes ou les difficultés à s'endormir. Ces stratégies, simples et non médicamenteuses, favorisent un sommeil réparateur et contribuent à réduire les symptômes des troubles du sommeil.

Techniques de relaxation

Les techniques de relaxation visent à **réduire le stress** et à **favoriser l'endormissement** en diminuant l'activité du système nerveux. Beaucoup de troubles du sommeil sont exacerbés par l'anxiété ou l'incapacité à « déconnecter » mentalement en fin de journée. Voici quelques techniques efficaces que l'aide-soignant peut proposer aux patients :

1. **La respiration profonde et contrôlée** : Une technique simple mais très efficace pour calmer le corps et l'esprit. Il s'agit d'inspirer lentement par le nez, de remplir les

poumons, puis d'expirer doucement par la bouche, en prolongeant l'expiration. Ce type de respiration active le système parasympathique, qui aide à détendre le corps et à préparer à l'endormissement. L'aide-soignant peut suggérer au patient de pratiquer cet exercice quelques minutes avant le coucher ou en cas de réveils nocturnes.

2. **La relaxation musculaire progressive** : Cette technique consiste à contracter puis relâcher progressivement différents groupes musculaires du corps, en commençant par les pieds et en remontant jusqu'à la tête. Cela aide à libérer les tensions physiques accumulées au cours de la journée et à favoriser une sensation de calme. L'aide-soignant peut guider le patient à travers cet exercice, en lui demandant de concentrer son attention sur chaque partie du corps pendant quelques secondes.

3. **La visualisation positive** : Cette méthode implique de se concentrer sur des images ou des situations apaisantes, comme imaginer un paysage tranquille ou revivre un souvenir agréable. En focalisant l'esprit sur ces pensées positives, le patient parvient à détourner son attention des préoccupations ou des pensées anxieuses qui peuvent empêcher l'endormissement.

4. **La méditation de pleine conscience** : Cette technique encourage le patient à se concentrer sur l'instant présent, en observant ses sensations corporelles, sa respiration, et les sons environnants sans les juger. La pleine conscience peut réduire les pensées envahissantes et améliorer la capacité à se détendre avant de dormir. L'aide-soignant peut orienter le patient vers des applications ou des enregistrements de méditation guidée.

Hygiène du sommeil

L'**hygiène du sommeil** fait référence à l'ensemble des habitudes et comportements qui favorisent un sommeil de qualité. Une mauvaise hygiène du sommeil, comme des horaires de coucher irréguliers, l'exposition à des stimuli trop intenses avant le coucher, ou la consommation de caféine en fin de journée, peut sérieusement perturber les cycles de sommeil. L'aide-soignant peut transmettre plusieurs conseils pratiques pour améliorer l'hygiène du sommeil :

1. **Établir une routine régulière** : Encourager le patient à se coucher et à se lever à la même heure chaque jour, même le week-end. Cette régularité aide à synchroniser l'horloge biologique et à faciliter l'endormissement à des horaires constants. L'aide-soignant peut aussi suggérer au patient de créer une petite routine relaxante avant le coucher, comme lire un livre ou prendre une douche tiède, pour signaler au corps qu'il est temps de dormir.

2. **Créer un environnement propice au sommeil** : L'aide-soignant doit expliquer l'importance d'un **environnement de sommeil calme, sombre et frais**. Une chambre trop éclairée ou bruyante peut perturber l'endormissement et la continuité du sommeil. Il peut être conseillé d'utiliser des rideaux occultants pour bloquer la lumière extérieure, ou d'investir dans des bouchons d'oreille ou un bruit blanc si le patient est sensible au bruit. La température idéale pour dormir se situe généralement autour de 18-20°C, et il peut être utile de vérifier que le matelas et l'oreiller sont confortables et adaptés à la morphologie du patient.

3. **Limiter les siestes** : Si le patient se plaint de somnolence diurne excessive, il peut être tenté de faire de longues siestes pendant la journée. Cependant, des siestes prolongées ou trop tardives peuvent nuire au sommeil nocturne. Il est recommandé de limiter les siestes à 20-30 minutes et de les faire en début d'après-midi pour ne pas perturber l'endormissement du soir.

4. **Réduire l'exposition aux écrans** : La lumière bleue émise par les écrans de téléphone, tablette ou ordinateur

inhibe la production de mélatonine, l'hormone qui favorise le sommeil. Il est donc conseillé de **réduire l'utilisation des écrans** au moins une heure avant de se coucher et de privilégier des activités relaxantes comme la lecture ou la méditation. Si l'utilisation des écrans est inévitable, l'aide-soignant peut suggérer d'activer un filtre de lumière bleue.

5. **Éviter les stimulants** : La consommation de **caféine**, de **nicotine** ou d'alcool peut perturber le sommeil, même si elle intervient plusieurs heures avant le coucher. L'aide-soignant doit conseiller au patient de réduire ou d'éviter ces substances en fin de journée. L'alcool, bien qu'il puisse donner l'impression de favoriser l'endormissement, altère la qualité du sommeil en fragmentant les cycles et en augmentant les réveils nocturnes.

6. **Gérer les réveils nocturnes** : Si le patient se réveille au milieu de la nuit et ne parvient pas à se rendormir après 15-20 minutes, il est recommandé de sortir du lit et de pratiquer une activité relaxante, comme lire ou écouter de la musique douce, plutôt que de rester allongé en essayant de forcer le sommeil. Cela aide à **dissocier le lit du stress lié à l'insomnie** et à favoriser un retour au sommeil naturel.

* Adapter les soins en fonction des besoins individuels des patients

Adapter les soins en fonction des besoins individuels des patients est un principe fondamental dans la pratique de l'aide-soignant. Chaque patient est unique, avec ses propres antécédents médicaux, son environnement social, ses capacités physiques et cognitives, ainsi que ses préférences personnelles. L'objectif de cette approche individualisée est d'offrir des soins qui répondent non seulement aux besoins médicaux, mais aussi à ceux du bien-être global du patient, en tenant compte de sa dignité, de son confort et de son autonomie. L'aide-soignant joue un rôle central dans cette personnalisation des soins, en étant à l'écoute, en observant attentivement et en ajustant les interventions pour garantir un accompagnement optimal.

Évaluation des besoins individuels

Pour adapter les soins à chaque patient, l'aide-soignant doit d'abord effectuer une **évaluation approfondie** des besoins individuels. Cela inclut non seulement l'évaluation des aspects physiques, comme la mobilité, l'état de santé général et les éventuels handicaps, mais aussi des aspects émotionnels et psychologiques, tels que les peurs, les préférences et les préoccupations du patient. Cette évaluation permet de construire une relation de confiance et d'assurer que les soins sont adaptés à la personne dans son ensemble, et non seulement à sa pathologie.

Il est important pour l'aide-soignant de poser des questions ouvertes, d'écouter les réponses et d'observer les comportements du patient pour mieux comprendre ses attentes et ses besoins spécifiques. Par exemple, certains patients peuvent avoir des préférences particulières concernant leur routine quotidienne : se lever à une heure précise, prendre une douche plutôt qu'un bain, ou préférer certains aliments. Ces éléments, bien qu'ils puissent sembler mineurs, sont cruciaux pour respecter l'autonomie et la qualité de vie du patient.

Adapter les soins en fonction de l'état de santé physique

L'un des aspects les plus évidents de l'adaptation des soins concerne les **limitations physiques** du patient. Pour un patient à mobilité réduite, par exemple, l'aide-soignant doit adapter son approche pour faciliter les déplacements tout en préservant autant que possible son autonomie. Cela peut inclure l'installation de dispositifs d'assistance, comme des barres de soutien dans la salle de bain, ou l'utilisation d'un fauteuil roulant pour les déplacements. L'aide-soignant doit aussi veiller à **prévenir les**

risques de complications associées à l'immobilité, comme les escarres, en s'assurant que le patient change de position régulièrement ou en utilisant des coussins anti-escarres.

En ce qui concerne les soins liés à l'alimentation, l'aide-soignant doit également adapter les repas en fonction des **besoins nutritionnels spécifiques** du patient. Pour les patients souffrant de difficultés de déglutition (dysphagie), par exemple, les repas doivent être modifiés pour éviter les risques d'étouffement, avec des textures plus adaptées, comme des purées ou des aliments mixés. De même, pour les patients diabétiques, l'aide-soignant doit veiller à ce que leur alimentation soit contrôlée en fonction de leurs besoins glycémiques. Chaque patient ayant des besoins nutritionnels uniques, il est important de collaborer avec les diététiciens et les médecins pour ajuster l'apport alimentaire en fonction des recommandations médicales.

Adapter les soins en fonction de l'état émotionnel et psychologique

L'état émotionnel du patient influence aussi fortement la manière dont les soins doivent être adaptés. Certains patients peuvent se sentir **anxieux, déprimés ou démunis** face à leur condition, et cette anxiété peut affecter leur capacité à coopérer ou à suivre les traitements. L'aide-soignant doit non seulement fournir des soins physiques, mais aussi offrir un **soutien psychologique** et émotionnel, en étant à l'écoute des inquiétudes du patient et en prenant le temps d'expliquer chaque étape du soin pour le rassurer. Un patient qui se sent compris et respecté est plus susceptible de participer activement à sa prise en charge.

Les soins doivent aussi tenir compte de l'**humeur fluctuante** de certains patients, en particulier ceux souffrant de troubles psychiatriques, de démence ou de maladies neurodégénératives. Par exemple, les patients atteints de la maladie d'Alzheimer peuvent devenir agités ou confus dans certaines situations. L'aide-soignant doit être capable d'identifier ces moments de stress et d'adapter son approche pour calmer le patient, en utilisant des techniques de communication douce ou en modifiant l'environnement pour le rendre plus apaisant.

Respecter les préférences culturelles et personnelles

Un autre aspect essentiel de l'adaptation des soins est le **respect des croyances culturelles, religieuses et personnelles**du patient. Chaque personne a des valeurs et des traditions qui influencent la manière dont elle souhaite recevoir des soins. Il est donc primordial que l'aide-soignant soit attentif à ces aspects pour offrir des soins qui respectent l'identité du patient.

Par exemple, certains patients peuvent avoir des restrictions alimentaires en fonction de leur religion, comme éviter certains types de viande ou jeûner pendant des périodes spécifiques. L'aide-soignant doit être conscient de ces pratiques et s'efforcer de respecter ces choix tout en garantissant que les besoins nutritionnels sont couverts. De même, certains patients peuvent avoir des préférences en termes de soins corporels, comme la façon dont ils souhaitent être habillés, ou encore le moment et la fréquence des bains. L'aide-soignant doit être flexible et tenir compte de ces préférences pour améliorer l'expérience de soin et renforcer la confiance entre le patient et l'équipe soignante.

Favoriser l'autonomie du patient

Un des objectifs majeurs de l'adaptation des soins est de **préserver et de promouvoir l'autonomie** du patient autant que possible. L'aide-soignant doit trouver un équilibre entre offrir une assistance adaptée et encourager le patient à participer activement à ses soins, en fonction de ses capacités. Par exemple, pour un patient en rééducation après une intervention chirurgicale, il peut être important de l'aider à se lever et à marcher tout en le guidant progressivement vers une plus grande indépendance. Chaque petit geste autonome, qu'il s'agisse de s'habiller seul ou de prendre ses repas sans assistance, contribue à renforcer la confiance en soi du patient et à améliorer son bien-être global.

Il est également crucial que l'aide-soignant **impliqué dans les soins palliatifs** respecte le désir du patient en matière de fin de vie. Certains patients préfèrent limiter les interventions médicales pour se concentrer sur leur confort. L'aide-soignant doit être capable d'accompagner ces choix, en adaptant les soins pour soulager la douleur et les symptômes tout en respectant les volontés du patient et de sa famille.

- Encourager la prise en charge autonome du patient à domicile : Suivi du traitement à long terme

Encourager la prise en charge autonome du patient à domicile est une démarche essentielle pour garantir le succès du traitement à long terme. Lorsque le patient est impliqué dans sa propre prise en charge, il devient plus actif et responsable de sa santé, ce qui favorise une meilleure adhésion au traitement, une plus grande autonomie, et, souvent, de meilleurs résultats sur le plan médical. L'aide-soignant joue un rôle central dans cette approche en fournissant au patient les outils, les informations et le soutien nécessaires pour qu'il puisse gérer son traitement de manière indépendante tout en restant en lien avec l'équipe médicale.

Importance de l'autonomie dans le suivi du traitement

La **prise en charge autonome** à domicile permet au patient de mieux comprendre sa maladie, de reconnaître les signes de détérioration et d'adapter son comportement pour maintenir sa santé à un niveau optimal. En gérant son traitement quotidiennement, le patient devient plus conscient de l'importance de suivre les recommandations médicales, de prendre ses médicaments régulièrement, et d'adopter des habitudes de vie qui favorisent son bien-être. Cela est particulièrement important pour les maladies chroniques, telles que le diabète, l'hypertension, les troubles du sommeil, ou les pathologies respiratoires, où le suivi à long terme est essentiel.

Lorsque le patient est encouragé à être autonome, il peut également mieux anticiper et prévenir les complications. Par exemple, un patient souffrant d'apnée du sommeil qui utilise un appareil de ventilation en pression positive continue (CPAP) à domicile peut apprendre à vérifier régulièrement l'état de son matériel, à ajuster la pression selon ses besoins, et à signaler tout dysfonctionnement. L'aide-soignant doit donc veiller à ce que le patient ait une compréhension claire de son traitement et des actions à entreprendre au quotidien.

Rôle de l'aide-soignant dans l'accompagnement à domicile

Le rôle de l'aide-soignant dans l'encouragement de la prise en charge autonome repose sur plusieurs axes : **l'éducation, le soutien pratique**, et **le suivi régulier**. Ces actions aident le patient à se sentir confiant dans sa capacité à gérer son traitement et à maintenir un lien avec le système de soins.

Éducation et formation du patient

La première étape pour encourager l'autonomie est d'**éduquer le patient** sur sa maladie, ses traitements et les stratégies à adopter pour gérer son état de santé. Cette éducation doit être adaptée à chaque patient en fonction de son niveau de compréhension, de ses capacités cognitives, et de son environnement de vie. Par exemple, un patient âgé pourrait nécessiter des explications plus détaillées et plus répétées, tandis qu'un patient plus jeune ou plus familier avec la technologie pourrait être formé à l'utilisation d'applications ou de dispositifs connectés pour suivre son traitement.

L'aide-soignant doit s'assurer que le patient comprend bien le **fonctionnement de son traitement**. Cela peut inclure des démonstrations pratiques sur l'utilisation des appareils médicaux (comme la CPAP, les inhalateurs ou les dispositifs d'injection d'insuline), l'explication de l'importance de prendre les médicaments à des moments spécifiques de la journée, ou encore des conseils sur la surveillance des paramètres vitaux à domicile, comme la pression artérielle ou la glycémie. Par exemple, pour un patient souffrant de diabète, l'aide-soignant peut enseigner comment surveiller la glycémie, ajuster l'alimentation en conséquence, et réagir en cas d'hypoglycémie.

Soutien pratique et encouragement

Outre l'éducation, l'aide-soignant doit fournir un **soutien pratique** pour aider le patient à surmonter les obstacles qu'il pourrait rencontrer dans la gestion de son traitement. Cela inclut des conseils pour organiser les prises de médicaments (par exemple, en utilisant des piluliers ou des rappels téléphoniques), ou encore des astuces pour faciliter la mise en place d'un environnement de vie qui soutient l'autonomie (comme l'installation de dispositifs de sécurité dans la salle de bain pour éviter les chutes).

L'aide-soignant doit également **encourager l'engagement du patient** dans la gestion de son traitement en le félicitant pour ses efforts et en lui montrant que ses actions ont un impact positif sur sa santé. Le renforcement positif aide à renforcer la motivation du patient et à favoriser une meilleure adhésion au long terme. Il peut être utile de définir avec le patient des **objectifs réalistes et mesurables**, comme améliorer ses habitudes alimentaires, respecter les horaires de prise des médicaments, ou pratiquer une activité physique régulière adaptée à ses capacités. Ces objectifs permettent de donner au patient des repères concrets et des moyens de mesurer ses progrès.

Suivi régulier et adaptation du traitement

Bien que l'autonomie soit encouragée, un **suivi régulier** est indispensable pour s'assurer que le patient ne rencontre pas de difficultés imprévues. L'aide-soignant doit être en contact fréquent avec le patient pour vérifier que le traitement se déroule sans problème, répondre à ses questions, et ajuster les soins si nécessaire. Par exemple, si un patient souffrant d'insuffisance respiratoire utilise de l'oxygénothérapie à domicile, l'aide-soignant doit s'assurer que les niveaux d'oxygène sont bien ajustés et que le matériel est en bon état de fonctionnement.

Ce suivi peut également inclure la **coordination avec l'équipe médicale**, notamment pour évaluer si les traitements sont toujours adaptés ou s'ils nécessitent des modifications. Dans certains cas, l'aide-soignant peut remarquer des signes de complications (comme une fatigue accrue ou des symptômes non contrôlés), ce qui nécessite un ajustement du traitement en lien avec le médecin traitant.

Renforcement des liens avec les proches

L'aide-soignant doit aussi impliquer les proches du patient dans le processus de prise en charge autonome, surtout si le patient présente des limitations physiques ou cognitives. Les proches peuvent jouer un rôle important en soutenant le patient dans ses activités quotidiennes, en surveillant les signes de détérioration, et en apportant une aide lorsque cela est nécessaire. L'aide-soignant peut former les membres de la famille sur les **gestes à adopter** pour assister le patient sans nuire à son autonomie, comme aider à organiser les repas en fonction des recommandations diététiques ou encourager une routine de soins régulière.

Utilisation des technologies pour la prise en charge à domicile

La technologie peut être un excellent moyen de renforcer l'autonomie des patients à domicile. De nombreuses applications et dispositifs connectés permettent aux patients de suivre eux-mêmes leur état de santé et de partager les données avec leur équipe soignante. L'aide-soignant peut introduire le patient à ces outils, comme des **applications de suivi des traitements**, des **dispositifs de télésurveillance** (pour la tension artérielle, la fréquence cardiaque ou le sommeil), ou encore des **applications**

de rappel de médicaments. Cela permet au patient de rester connecté aux professionnels de santé tout en continuant à gérer son traitement de manière autonome.

Chapitre 7

Les Innovations Technologiques et l'Avenir de la Médecine du Sommeil

- Nouvelles technologies de diagnostic du sommeil : Moniteurs portables et dispositifs connectés

Les nouvelles technologies de diagnostic du sommeil, notamment les **moniteurs portables** et les **dispositifs connectés**, représentent une avancée majeure dans l'évaluation et la prise en charge des troubles du sommeil. Ces innovations offrent des solutions plus accessibles et moins contraignantes pour les patients, tout en permettant une collecte de données détaillée et précise. Grâce à ces technologies, il est désormais possible de surveiller le sommeil de manière continue, à domicile, sans les contraintes d'un environnement clinique, offrant ainsi un diagnostic plus proche des conditions réelles de sommeil. L'aide-soignant, en tant que relais essentiel entre la technologie et le patient, joue un rôle clé dans l'éducation à l'utilisation de ces dispositifs, en veillant à ce que le patient comprenne leur fonctionnement et en s'assurant que les résultats soient intégrés dans la prise en charge globale.

Moniteurs portables : Une alternative à la polysomnographie classique

La **polysomnographie** reste l'examen de référence pour diagnostiquer les troubles du sommeil tels que l'apnée obstructive, l'insomnie ou la narcolepsie. Cet examen nécessite un enregistrement en laboratoire, souvent contraignant pour les patients, car il implique la pose d'électrodes et de capteurs sur tout le corps pour surveiller les cycles du sommeil, l'activité cérébrale, la respiration et le rythme cardiaque. Cependant, avec l'émergence des **moniteurs portables**, il est désormais possible de réaliser des tests de sommeil dans le confort du domicile, tout en obtenant des données fiables et complètes.

Les moniteurs portables, également appelés **polysomnographes ambulatoires**, sont des dispositifs légers et non invasifs qui mesurent divers paramètres physiologiques durant le sommeil, tels que le débit respiratoire, la saturation en oxygène, la fréquence cardiaque, les mouvements et parfois même les ondes cérébrales. Ces dispositifs permettent de diagnostiquer des troubles comme l'apnée du sommeil en capturant des informations sur les arrêts respiratoires nocturnes, sans nécessiter une nuit passée dans une clinique du sommeil.

L'aide-soignant doit veiller à ce que le patient **comprenne le fonctionnement de ces appareils**, notamment comment les installer correctement (par exemple, placer les capteurs sur le doigt pour mesurer la saturation en oxygène ou ajuster les sangles pour enregistrer la respiration). Un soutien est également nécessaire pour s'assurer que les résultats sont transmis au médecin ou au centre du sommeil pour une analyse approfondie.

Dispositifs connectés : Une surveillance en temps réel

Les **dispositifs connectés** pour le sommeil, tels que les bracelets ou montres intelligentes, les anneaux de suivi du sommeil et les matelas intelligents, ont transformé la manière dont nous surveillons le sommeil au quotidien. Ces technologies utilisent des capteurs intégrés pour collecter des données sur le rythme cardiaque, la variabilité de la fréquence cardiaque, les mouvements, la température corporelle et, dans certains cas, la saturation en oxygène. Ces dispositifs sont souvent associés à des applications mobiles qui fournissent un retour d'information immédiat sur la qualité du sommeil, les phases de sommeil (léger, profond, paradoxal), ainsi que des suggestions pour améliorer l'hygiène du sommeil.

L'un des grands avantages de ces dispositifs connectés est leur capacité à **fournir une surveillance continue et en temps réel**, permettant ainsi de suivre l'évolution des troubles du sommeil sur plusieurs nuits. Cette **collecte de données sur le long terme** permet d'obtenir une vision plus précise des habitudes de sommeil et d'évaluer l'efficacité des traitements, notamment dans le cas de l'utilisation d'un appareil CPAP pour l'apnée du sommeil. Par exemple, certaines applications peuvent alerter les utilisateurs si le masque de ventilation présente des fuites ou si la pression de l'air est insuffisante, permettant ainsi d'apporter rapidement des ajustements.

Ces technologies offrent également la possibilité de **partager les données avec les professionnels de santé** en temps réel. Cela permet à l'équipe soignante d'adapter les traitements à distance, sans nécessiter des consultations physiques fréquentes. L'aide-soignant joue un rôle important dans l'accompagnement du patient dans l'utilisation de ces technologies, en veillant à ce qu'il sache interpréter les résultats de manière correcte et à ce qu'il consulte un professionnel de santé en cas de résultats anormaux.

Bénéfices des technologies de diagnostic à domicile

Les moniteurs portables et les dispositifs connectés présentent plusieurs **avantages** pour les patients. D'abord, ces dispositifs réduisent le besoin de se déplacer dans des centres spécialisés, ce qui est particulièrement bénéfique pour les patients vivant loin des cliniques du sommeil ou pour ceux ayant des contraintes de mobilité. Ils permettent également de réaliser des **examens non invasifs** et plus confortables, puisque les patients peuvent dormir dans leur propre lit, sans être perturbés par un environnement médicalisé.

De plus, les **données collectées sur plusieurs nuits** fournissent une évaluation plus précise des troubles du sommeil que celles obtenues lors d'une seule nuit en laboratoire. Certaines pathologies du sommeil, comme l'insomnie, sont sensibles à l'environnement. Passer une nuit dans un laboratoire de sommeil peut ne pas refléter les habitudes de sommeil habituelles du patient. Avec les moniteurs portables, les patients peuvent être surveillés sur plusieurs jours, ce qui donne un aperçu plus représentatif de leurs cycles de sommeil.

Enfin, la **dimension préventive** des dispositifs connectés est également notable. En permettant une surveillance continue, ces outils peuvent aider à détecter précocement des anomalies du sommeil ou des signes d'aggravation d'un trouble. Par exemple, un dispositif connecté peut alerter en cas de dégradations dans les paramètres respiratoires chez un patient souffrant d'apnée du sommeil, ce qui permet d'agir rapidement et d'éviter des complications graves.

Limites et défis

Malgré leurs nombreux avantages, les technologies de diagnostic du sommeil à domicile présentent également des **limites**. Les moniteurs portables ne fournissent pas autant de détails que la polysomnographie en laboratoire, en particulier en ce qui concerne les stades du sommeil et l'activité cérébrale. Par conséquent, ils sont surtout adaptés pour des **troubles spécifiques**, comme l'apnée du sommeil, mais peuvent être insuffisants pour diagnostiquer des pathologies plus complexes comme la narcolepsie ou certains troubles du mouvement pendant le sommeil.

De plus, bien que les dispositifs connectés fournissent des informations utiles sur la qualité du sommeil, **l'interprétation des données** doit être réalisée avec prudence. Les applications mobiles peuvent donner une impression d'autodiagnostic, mais les résultats doivent toujours être discutés avec un professionnel de santé pour éviter les erreurs d'interprétation ou les inquiétudes inutiles.

L'aide-soignant joue donc un rôle clé dans **l'éducation des patients**, en veillant à ce qu'ils comprennent bien la portée et les limites des informations fournies par ces dispositifs. Il doit également encourager les patients à consulter régulièrement leur médecin pour interpréter correctement les résultats et ajuster le traitement si nécessaire.

- L'avenir des traitements pour les troubles du sommeil

L'avenir des traitements pour les troubles du sommeil s'annonce prometteur, avec de nouvelles approches et innovations technologiques en cours de développement. Les avancées en neurobiologie, les dispositifs connectés, et la médecine personnalisée ouvrent la voie à des traitements plus efficaces, moins contraignants, et mieux adaptés aux besoins spécifiques de chaque patient. Les troubles du sommeil, tels que l'apnée obstructive, l'insomnie, la narcolepsie, et le syndrome des jambes sans repos, ont un impact majeur sur la santé physique et mentale, et la recherche dans ce domaine vise non seulement à améliorer la qualité de vie des patients, mais aussi à prévenir les complications à long terme associées à ces troubles.

La personnalisation des traitements

L'un des aspects clés de l'avenir des traitements pour les troubles du sommeil repose sur l'**individualisation des soins**. Chaque patient est unique, et les traitements standardisés ne conviennent pas toujours à tout le monde. Avec les avancées en **médecine personnalisée**, il devient possible d'adapter les thérapies en fonction du profil génétique, des biomarqueurs et des caractéristiques individuelles des patients.

Par exemple, dans le cas de l'**apnée obstructive du sommeil**, au lieu de proposer un traitement standard comme la CPAP (ventilation en pression positive continue) à tous les patients, les futures thérapies pourraient intégrer des facteurs spécifiques tels que la morphologie des voies respiratoires, les habitudes de sommeil, et la gravité des apnées. Certains patients pourraient bénéficier de dispositifs ajustables à domicile qui adaptent automatiquement la pression d'air en fonction des besoins nocturnes du patient, rendant l'utilisation plus confortable et mieux tolérée sur le long terme.

De même, dans le traitement de l'**insomnie**, la tendance est à l'intégration des thérapies cognitivo-comportementales (TCC) avec des approches plus individualisées, basées sur les habitudes de vie et les spécificités psychologiques des patients. La **thérapie cognitivo-comportementale digitalisée**, proposée via des applications ou des programmes en ligne, permet aux patients de bénéficier d'un suivi personnalisé sans avoir besoin de consultations physiques fréquentes.

Les nouvelles thérapies pharmacologiques

Dans le domaine de la pharmacologie, de nouveaux traitements pour les troubles du sommeil sont également en cours de développement. Les **médicaments actuels** tels que les somnifères, les anxiolytiques ou les stimulants, bien qu'efficaces à court terme, présentent des risques d'effets secondaires importants, notamment la dépendance ou les perturbations des cycles naturels du sommeil. L'avenir des traitements médicamenteux se concentre sur la **mise au point de molécules plus ciblées**, qui agissent sur des récepteurs spécifiques du cerveau pour réguler les cycles veille-sommeil sans les effets indésirables des médicaments traditionnels.

Une des pistes les plus prometteuses concerne le développement de médicaments agissant sur les **neurotransmetteurs spécifiques au sommeil**, comme l'**orexine (ou hypocretine)**, une hormone qui régule l'éveil. Pour les patients souffrant de **narcolepsie**, où un déficit en orexine est souvent observé, des médicaments bloquant les récepteurs de cette hormone, comme le **suvorexant**, sont déjà disponibles et d'autres, encore plus efficaces, sont en cours d'étude. Ces traitements pourraient aussi être utilisés pour des troubles du sommeil liés à l'insomnie chronique, en aidant à restaurer les cycles de sommeil sans provoquer de sédation excessive.

Les avancées dans la recherche sur les **hormones du sommeil** telles que la mélatonine ouvrent également des perspectives. Des formes améliorées de mélatonine, avec des libérations prolongées ou des formulations plus spécifiques aux besoins individuels, permettent de traiter les troubles du rythme circadien, comme ceux rencontrés par les travailleurs de nuit ou les personnes souffrant de décalages horaires (jet-lag).

L'essor des dispositifs connectés et des technologies portables

Les **technologies connectées** et les **dispositifs portables** continueront à jouer un rôle crucial dans l'avenir des traitements pour les troubles du sommeil. Avec la montée en puissance des objets connectés, tels que les montres intelligentes et les dispositifs de suivi du sommeil, les patients sont de plus en plus en mesure de suivre en temps réel la qualité de leur sommeil et de mieux comprendre leurs habitudes nocturnes.

Ces dispositifs, dotés de capteurs sophistiqués, permettent de mesurer la fréquence cardiaque, la variabilité de la fréquence cardiaque, les mouvements du corps et parfois même la saturation en oxygène. Dans le futur, ces technologies pourraient être combinées à des **algorithmes d'intelligence artificielle** capables de détecter des schémas précis et de prédire l'apparition de troubles du sommeil avant qu'ils ne deviennent cliniquement significatifs. Cela offrirait aux patients une prise en charge proactive et préventive, en ajustant leurs routines ou leurs traitements en fonction des données collectées.

De plus, ces dispositifs connectés pourront être utilisés pour **personnaliser les traitements en temps réel**. Par exemple, un patient souffrant d'apnée du sommeil pourrait utiliser un dispositif capable de réguler la pression d'air de son appareil CPAP en fonction des besoins respiratoires au cours de la nuit. Ces ajustements automatisés rendraient le traitement plus confortable, augmentant ainsi l'adhésion des patients.

Les thérapies neuromodulatrices

L'avenir des traitements pour les troubles du sommeil pourrait également inclure des approches de **neuromodulation**, qui utilisent des techniques non invasives pour stimuler ou inhiber certaines zones du cerveau afin de corriger les déséquilibres qui perturbent les cycles de sommeil. Ces technologies visent à modifier directement l'activité électrique du cerveau pour induire un état de relaxation ou de sommeil plus naturel, sans recourir à des médicaments.

Une technique particulièrement prometteuse est la **stimulation transcrânienne par courant direct (tDCS)**, qui utilise des courants électriques de faible intensité pour réguler l'activité des neurones dans des zones spécifiques du cerveau impliquées dans le contrôle du sommeil. Les premiers essais ont montré que cette technique pouvait être efficace pour traiter des troubles comme l'insomnie chronique en facilitant l'endormissement et en améliorant la profondeur du sommeil. Des recherches sont en cours pour explorer comment la neuromodulation pourrait également aider à traiter des troubles comme l'apnée du sommeil ou les mouvements périodiques des membres.

En parallèle, la **stimulation du nerf hypoglosse** est une autre avancée importante pour le traitement de l'apnée obstructive du sommeil. Cette technique consiste à implanter un petit dispositif qui stimule le nerf hypoglosse pendant le sommeil, maintenant ainsi les voies respiratoires ouvertes de manière naturelle. Cette approche peut être une solution pour les patients qui ne tolèrent pas la CPAP ou pour ceux chez qui les traitements standard ne sont pas efficaces.

La place croissante de la téléconsultation et des thérapies digitales

Avec l'essor des technologies de la santé numérique, l'avenir des traitements pour les troubles du sommeil verra une intégration croissante des **téléconsultations** et des **thérapies digitales**. La pandémie de COVID-19 a accéléré cette tendance, et il est désormais courant pour les patients de consulter à distance des spécialistes du sommeil pour évaluer leurs troubles et ajuster leurs traitements.

Les **thérapies cognitivo-comportementales (TCC) en ligne**, déjà utilisées pour traiter l'insomnie, deviendront encore plus accessibles. Ces programmes permettent aux patients de suivre des modules à leur propre rythme, avec des séances interactives pour améliorer leur hygiène du sommeil et apprendre à gérer leur stress ou leurs pensées anxiogènes qui perturbent le sommeil. Ce modèle de soin à distance est particulièrement efficace pour les patients vivant dans des zones reculées ou ayant des difficultés à accéder à un centre de sommeil.

- Le rôle de l'aide-soignant dans l'adaptation à ces innovations : Formation continue et mise à jour des compétences

Le rôle de l'aide-soignant dans l'adaptation aux innovations technologiques et médicales est plus crucial que jamais. Avec l'émergence de nouvelles technologies, de dispositifs connectés et de traitements personnalisés, l'aide-soignant se trouve au cœur de cette transformation du soin, étant souvent en première ligne pour accompagner les patients dans l'utilisation de ces outils. Toutefois, pour rester efficace et pertinent dans ce rôle, l'aide-soignant doit s'engager dans un processus de **formation continue** et de **mise à jour des compétences**. Cette adaptation permet non seulement d'offrir des soins de qualité, mais aussi de renforcer la relation de confiance avec les patients, qui ont besoin d'accompagnement pour comprendre et utiliser ces innovations de manière optimale.

L'importance de la formation continue

L'innovation dans le domaine médical, notamment en ce qui concerne les troubles du sommeil et leurs traitements, progresse à un rythme rapide. L'aide-soignant doit donc suivre une **formation continue** pour être au fait des dernières avancées. Cela inclut la connaissance des nouveaux dispositifs de diagnostic du sommeil, tels que les **moniteurs portables** et les **dispositifs connectés**, ainsi que la compréhension des **nouveaux traitements pharmacologiques** ou des technologies comme la neuromodulation. En se tenant à jour sur ces évolutions, l'aide-soignant est en mesure d'informer et de former correctement les patients, tout en participant activement à la mise en œuvre de ces innovations dans les soins quotidiens.

La formation continue permet à l'aide-soignant de **maîtriser les aspects techniques** des nouvelles technologies, par exemple en apprenant à installer et calibrer des dispositifs de suivi du sommeil, à collecter et interpréter les données générées, ou encore à expliquer au patient comment ajuster son traitement en fonction des résultats. Une bonne compréhension de ces outils est essentielle pour garantir leur efficacité et pour rassurer les patients qui pourraient être réticents à l'idée d'utiliser des dispositifs complexes.

En outre, la formation doit couvrir les **nouveaux protocoles de soin** liés à l'utilisation de ces technologies. Par exemple, dans le cas des traitements par **ventilation en pression positive continue (CPAP)** pour l'apnée du sommeil, l'aide-soignant doit savoir comment utiliser les dernières fonctionnalités de ces appareils, comme les ajustements automatiques de la pression ou les systèmes de suivi en temps réel. Cela permet de fournir des soins plus personnalisés et plus adaptés aux besoins des patients.

Développement des compétences en communication et pédagogie

Outre les compétences techniques, l'aide-soignant doit développer ses compétences en **communication** et en **pédagogie**pour expliquer de manière claire et accessible l'utilisation de ces innovations aux patients. Ces compétences sont essentielles pour permettre aux patients de bien comprendre comment utiliser un dispositif connecté, ajuster un traitement, ou interpréter les résultats d'un suivi à domicile. Le rôle de l'aide-soignant n'est pas simplement de montrer comment utiliser un appareil, mais aussi de s'assurer que le patient **se sent à l'aise** avec la technologie, qu'il sait quand et comment demander de l'aide, et qu'il comprend les bénéfices de ces outils pour sa santé.

L'aide-soignant doit également savoir adapter son discours en fonction des **besoins et des capacités** du patient. Par exemple, un patient âgé ou peu à l'aise avec la technologie pourrait avoir besoin de plus de temps et de patience pour maîtriser l'utilisation d'un dispositif portable. L'aide-soignant doit donc faire preuve de pédagogie, en décomposant chaque étape d'utilisation, en répétant si nécessaire, et en encourageant le patient à poser des questions. De même, pour des patients souffrant de troubles cognitifs ou de démence, l'aide-soignant doit être capable d'utiliser des outils visuels ou des rappels écrits pour faciliter l'adhésion aux nouvelles technologies.

Collaboration interprofessionnelle et échange de compétences

L'adaptation aux innovations exige également de l'aide-soignant une capacité à **collaborer avec d'autres professionnels de santé**. Les nouvelles technologies, comme les dispositifs de télésurveillance du sommeil ou les applications de suivi à distance, impliquent souvent une coordination étroite entre les équipes médicales, les ingénieurs en santé, et les soignants. L'aide-soignant doit donc être prêt à **échanger des informations** et des compétences avec d'autres professionnels pour assurer une prise en charge complète et efficace du patient.

Cette collaboration permet non seulement de partager les données des dispositifs connectés pour ajuster les traitements, mais aussi de discuter des besoins spécifiques de chaque patient. Par exemple, dans le cadre d'un suivi à domicile, l'aide-soignant pourrait alerter l'équipe médicale en cas de détection d'anomalies ou de difficultés rencontrées par le patient dans l'utilisation de son matériel. Ce travail d'équipe assure une **prise en charge globale** et plus réactive, tout en garantissant que les innovations technologiques sont bien intégrées dans le parcours de soin.

Prendre en compte l'impact des innovations sur la relation soignant-patient

L'introduction des technologies dans les soins de santé peut parfois générer des **réticences** ou des **inquiétudes** chez les patients, surtout s'ils perçoivent ces innovations comme impersonnelles ou trop complexes. L'aide-soignant, en tant que **personne de confiance** et interlocuteur privilégié du patient, joue un rôle crucial dans l'accompagnement de ce changement. Il doit rassurer les patients en leur expliquant les bénéfices de ces technologies tout en tenant compte de leurs doutes ou de leurs peurs.

En mettant l'accent sur la **dimension humaine** des soins, l'aide-soignant contribue à maintenir une relation de proximité avec le patient. Cette approche empathique permet de réduire les résistances face aux nouvelles technologies et de créer un environnement dans lequel le patient se sent compris et soutenu. En étant à l'écoute des préoccupations du patient, l'aide-soignant peut également adapter son accompagnement en fonction des préférences de chacun, en trouvant un juste équilibre entre l'utilisation des technologies et le contact humain.

Développer l'autonomie professionnelle et l'initiative

Pour rester pertinent dans un environnement de soin en constante évolution, l'aide-soignant doit développer son **autonomie professionnelle** et prendre des **initiatives** dans l'acquisition de nouvelles compétences. Cela signifie s'engager activement dans des **programmes de formation continue**, participer à des **ateliers de perfectionnement**, et rester à jour sur les dernières avancées technologiques et scientifiques. Cette démarche proactive permet à l'aide-soignant d'anticiper les besoins des patients et d'être un véritable acteur de l'innovation au sein de l'équipe de soins.

De plus, l'aide-soignant doit être capable de **proposer des solutions adaptées** à chaque patient en fonction des innovations disponibles. Par exemple, il peut suggérer l'utilisation d'un appareil portable pour un patient souffrant de troubles respiratoires nocturnes, ou recommander l'utilisation d'une application de relaxation pour un patient souffrant d'insomnie. Cette capacité à personnaliser les soins grâce aux innovations renforce la qualité de la prise en charge et améliore l'efficacité des traitements.

Chapitre 8

La Gestion de la Douleur et des Inconforts Nocturnes

- Les troubles du sommeil liés à la douleur chronique : Une réalité pour certains patients

Les troubles du sommeil liés à la douleur chronique représentent une réalité complexe et difficile pour de nombreux patients. La douleur chronique, qu'elle soit d'origine musculaire, articulaire, neuropathique ou liée à des affections comme l'arthrose, la fibromyalgie, ou des maladies inflammatoires, perturbe profondément la qualité du sommeil. La relation entre la douleur et le sommeil est bidirectionnelle : la douleur empêche un sommeil réparateur, tandis que le manque de sommeil exacerbe la perception de la douleur. Cette interaction crée un **cercle vicieux** qui affecte la qualité de vie des patients et complique la gestion de la douleur à long terme.

L'impact de la douleur chronique sur le sommeil

Les patients souffrant de douleurs chroniques sont souvent confrontés à des **réveils fréquents**, à des difficultés d'endormissement ou à un sommeil de mauvaise qualité. La douleur, qui peut s'intensifier en position allongée ou pendant le repos, empêche l'accès aux phases profondes du sommeil, nécessaires à la régénération physique et mentale. La fragmentation du sommeil est particulièrement fréquente chez ces patients, les obligeant à changer de position régulièrement pour atténuer l'inconfort, sans parvenir à rester dans une phase de sommeil continu.

Les troubles du sommeil les plus courants chez les patients souffrant de douleur chronique incluent l'**insomnie**, les **réveils nocturnes**, et une **somnolence diurne excessive**. En conséquence, les patients se réveillent souvent fatigués, irritables, et ressentent une amplification de leur douleur durant la journée. En effet, des études ont montré que le **manque de sommeil altère la perception de la douleur** en réduisant les capacités du corps à moduler les signaux douloureux. Ce phénomène est particulièrement marquant dans des conditions comme la fibromyalgie, où la douleur et le manque de sommeil sont étroitement liés.

Le **syndrome des jambes sans repos** est également fréquent chez les patients souffrant de douleur chronique, notamment dans les pathologies comme la polyarthrite rhumatoïde. Ce trouble entraîne des sensations désagréables dans les membres inférieurs et un besoin irrésistible de bouger, empêchant un endormissement rapide et fragmentant le sommeil, ce qui accentue encore davantage la fatigue et la douleur.

Le cercle vicieux douleur-sommeil

La relation entre douleur chronique et troubles du sommeil forme un cercle vicieux difficile à briser. La douleur perturbe le sommeil, et le **manque de sommeil** rend le corps plus sensible à la douleur. Cela s'explique par le fait que les phases de sommeil profond, en particulier le **sommeil lent profond**, sont cruciales pour la régénération des tissus et la réduction de l'inflammation. Lorsque ces phases sont fragmentées ou écourtées, le corps ne peut pas récupérer adéquatement, et la douleur peut s'intensifier.

De plus, la privation de sommeil affecte la **réponse émotionnelle** et **cognitive** à la douleur. Un patient fatigué est souvent plus anxieux, plus irritable et moins capable de tolérer la douleur. Cette exacerbation de la douleur par la fatigue et l'anxiété crée un état d'hypervigilance qui empêche encore plus le patient de s'endormir, renforçant ainsi le cercle vicieux. Par ailleurs, la fatigue diurne réduit la capacité à mener des activités physiques, ce qui peut affaiblir les muscles, raidir les articulations et aggraver encore la douleur.

Prise en charge des troubles du sommeil liés à la douleur chronique

La prise en charge des troubles du sommeil chez les patients souffrant de douleur chronique nécessite une approche **globale** qui traite à la fois la douleur et les troubles du sommeil. L'un des objectifs majeurs est de briser le cercle vicieux en améliorant simultanément la qualité du sommeil et en réduisant l'intensité de la douleur.

Gestion de la douleur

Le traitement de la douleur est la première étape dans l'amélioration du sommeil. Une gestion efficace de la douleur peut inclure des **analgésiques**, des **anti-inflammatoires**, des **relaxants musculaires** ou des traitements spécifiques pour des pathologies comme la neuropathie (par exemple, les anticonvulsivants ou les antidépresseurs tricycliques). Toutefois, il est crucial de **personnaliser les traitements** en fonction des besoins du patient et de minimiser l'utilisation prolongée de médicaments susceptibles d'interférer avec le sommeil, comme les opioïdes.

Des approches non médicamenteuses, comme les **thérapies physiques**, l'**acupuncture**, et les **techniques de relaxation**(respiration profonde, méditation pleine conscience, etc.) peuvent aussi être utilisées pour diminuer la perception de la douleur. Par exemple, la **kinésithérapie** aide à soulager les tensions musculaires, à renforcer les muscles et à améliorer la mobilité, ce qui peut contribuer à une réduction progressive de la douleur et à une amélioration du sommeil.

Amélioration de l'hygiène du sommeil

Les patients souffrant de douleurs chroniques doivent également suivre des recommandations pour améliorer leur **hygiène du sommeil**. Cela inclut l'adoption de rituels réguliers avant le coucher, comme la relaxation progressive, et la création d'un environnement de sommeil propice, avec un lit confortable, une température ambiante agréable, et une faible luminosité.

La **position de sommeil** est un autre aspect crucial à prendre en compte. Les patients souffrant de douleurs musculo-squelettiques, comme l'arthrite, peuvent bénéficier de coussins ergonomiques ou de matelas adaptés pour réduire la pression sur les articulations et améliorer la qualité du sommeil. Il est aussi recommandé d'expérimenter différentes positions de sommeil pour trouver celle qui est la moins douloureuse.

Traitement des troubles du sommeil

En parallèle de la gestion de la douleur, il est essentiel de traiter les troubles du sommeil eux-mêmes. La **thérapie cognitivo-comportementale (TCC)** pour l'insomnie est une approche reconnue et efficace qui peut aider à modifier les pensées et les comportements négatifs liés au sommeil. En particulier, la TCC vise à changer la façon dont les patients perçoivent la douleur et à diminuer l'anxiété liée au sommeil, en leur enseignant des techniques de relaxation et des stratégies pour se détacher de la douleur au moment de se coucher.

Les patients souffrant de **syndrome des jambes sans repos** peuvent bénéficier de traitements spécifiques, tels que des agonistes dopaminergiques ou des suppléments de fer, si une carence est détectée. Pour les cas d'apnée obstructive du sommeil, fréquente chez les patients obèses ou atteints de douleurs chroniques, un **traitement par CPAP** peut considérablement améliorer la qualité du sommeil et, par conséquent, atténuer la perception de la douleur.

Approches intégratives et holistiques

Dans une approche holistique, la **gestion du stress** joue un rôle central dans la réduction des troubles du sommeil liés à la douleur chronique. Les patients peuvent tirer profit de **techniques de gestion du stress** telles que la **méditation**, la **pleine conscience**, ou la **yoga thérapeutique**, qui favorisent la détente mentale et corporelle. En soulageant l'anxiété et en réduisant l'hypervigilance, ces pratiques aident à améliorer le sommeil.

- Techniques non pharmacologiques pour soulager la douleur la nuit : Application pour les aides-soignants

Les **techniques non pharmacologiques** pour soulager la douleur la nuit sont d'une grande importance pour les patients souffrant de douleurs chroniques, car elles permettent d'améliorer la qualité du sommeil sans recourir systématiquement aux médicaments. Pour les aides-soignants, l'utilisation de ces méthodes constitue une approche complémentaire et efficace pour aider les patients à gérer leur douleur nocturne et à retrouver un sommeil réparateur. Ces techniques sont non invasives, souvent simples à mettre en œuvre, et peuvent être adaptées aux besoins spécifiques de chaque patient. Leur objectif est de réduire l'inconfort, d'améliorer la relaxation, et de favoriser un environnement de sommeil apaisant, tout en minimisant les effets secondaires associés aux traitements pharmacologiques.

Techniques de relaxation et gestion du stress

Une des approches les plus courantes pour soulager la douleur la nuit est l'utilisation des **techniques de relaxation**, qui aident à diminuer l'anxiété et les tensions musculaires associées à la douleur. Voici quelques méthodes que l'aide-soignant peut enseigner ou appliquer avec le patient :

1. **La respiration profonde et contrôlée** : Cette technique consiste à inspirer lentement par le nez, en gonflant l'abdomen, puis à expirer doucement par la bouche. La respiration lente aide à activer le système parasympathique, qui favorise la relaxation et diminue la perception de la douleur. L'aide-soignant peut guider le patient à pratiquer cette technique juste avant de se coucher ou lorsqu'il se réveille à cause de la douleur.

2. **La relaxation musculaire progressive** : Il s'agit d'une méthode simple qui consiste à contracter puis relâcher progressivement différents groupes musculaires, en commençant par les pieds et en remontant jusqu'à la tête. Cette technique permet de relâcher les tensions

accumulées dans le corps, souvent responsables d'aggraver la douleur, notamment dans les troubles musculo-squelettiques. L'aide-soignant peut encourager le patient à pratiquer cette relaxation quelques minutes avant de s'endormir.

3.   **La visualisation** : Cette méthode consiste à imaginer un lieu ou une situation apaisante, comme un paysage de nature, afin de détourner l'attention de la douleur. En concentrant l'esprit sur des images positives et relaxantes, le patient parvient à se détacher de son inconfort physique, facilitant ainsi l'endormissement. L'aide-soignant peut suggérer l'utilisation d'applications ou de guides audio pour aider le patient à pratiquer la visualisation.

L'application de la chaleur ou du froid

L'utilisation de la **thermothérapie**, qu'il s'agisse de chaleur ou de froid, est une technique simple et efficace pour soulager la douleur. L'aide-soignant peut aider à appliquer ces techniques pour améliorer le confort du patient pendant la nuit.

1.   **La chaleur** : Appliquer de la chaleur localisée, sous forme de compresses chaudes, de bouillottes, ou de patchs chauffants, est particulièrement efficace pour soulager les douleurs musculaires, articulaires et les raideurs liées à l'arthrose. La chaleur aide à détendre les muscles, à augmenter le flux sanguin, et à réduire les spasmes musculaires. L'aide-soignant doit veiller à ce que la température ne soit pas excessive, afin d'éviter les brûlures, et à adapter la durée d'application (généralement 15 à 20 minutes).

2.   **Le froid** : À l'inverse, l'application de froid, sous forme de poches de glace ou de compresses froides, est efficace pour soulager les douleurs inflammatoires et les gonflements, en particulier après une blessure ou lors de crises de tendinite. Le froid aide à engourdir la zone

douloureuse, à réduire l'inflammation et à ralentir la conduction nerveuse, ce qui diminue la perception de la douleur. L'aide-soignant doit s'assurer que le froid est appliqué par intermittence (environ 10 à 15 minutes), avec une barrière protectrice pour éviter les brûlures par le froid.

Techniques de massage et automassage

Les **techniques de massage** sont une autre méthode non pharmacologique utile pour soulager la douleur nocturne. Le massage permet de réduire les tensions musculaires, d'améliorer la circulation sanguine et d'induire une sensation de détente globale. En tant qu'aide-soignant, il est possible d'enseigner au patient des techniques d'**automassage** qu'il peut pratiquer lui-même avant de se coucher, ou d'effectuer un massage léger pour favoriser la relaxation.

1. **Massage des zones douloureuses** : Pour les patients souffrant de douleurs chroniques dans certaines zones (cou, dos, épaules), l'aide-soignant peut proposer des mouvements circulaires doux avec une pression modérée pour relâcher les muscles. L'automassage avec une balle de massage ou un rouleau en mousse peut également être enseigné, ce qui permet au patient de se détendre avant le coucher.

2. **Utilisation de crèmes ou de gels à base de plantes** : Certains produits contenant des substances naturelles, comme l'arnica, le camphre, ou la menthe poivrée, peuvent être appliqués lors du massage pour amplifier l'effet analgésique et apaiser les douleurs inflammatoires.

Amélioration de l'environnement de sommeil

Un aspect essentiel pour soulager la douleur la nuit est la **création d'un environnement propice au sommeil**. L'aide-soignant peut aider à optimiser les conditions de sommeil en modifiant certains éléments de l'environnement du patient.

1. **Choix du matelas et des oreillers** : Le choix d'un matelas adapté est primordial pour les patients souffrant de douleurs chroniques, notamment ceux atteints d'arthrose ou de lombalgie. Un matelas trop ferme ou trop mou peut accentuer les douleurs articulaires et musculaires. L'aide-soignant peut conseiller l'utilisation de matelas ergonomiques ou de coussins spécialisés pour soulager la pression sur les points sensibles, comme les hanches et les épaules.

2. **Position de sommeil** : L'aide-soignant doit encourager le patient à adopter une **position de sommeil** qui réduit la pression sur les zones douloureuses. Par exemple, dormir sur le dos avec un coussin sous les genoux peut soulager les douleurs lombaires, tandis que dormir sur le côté avec un oreiller entre les genoux peut réduire les tensions au niveau des hanches et des genoux.

3. **Création d'un environnement calme et relaxant** : L'aide-soignant doit également veiller à ce que la chambre du patient soit un lieu de détente, avec une température agréable, une lumière tamisée, et un bruit réduit. L'utilisation d'huiles essentielles (lavande, camomille) ou de diffuseurs peut aider à créer une atmosphère apaisante, propice au sommeil.

Encourager l'activité physique douce

L'activité physique, même modérée, est une méthode efficace pour soulager la douleur, notamment en améliorant la **mobilité articulaire** et en renforçant les muscles. Cependant, il est important que les patients souffrant de douleurs chroniques adoptent des exercices adaptés à leurs capacités et évitent les activités trop intenses avant de se coucher. L'aide-soignant peut encourager le patient à pratiquer des **exercices doux** comme des étirements, le yoga, ou des exercices de relaxation avant le coucher pour détendre le corps.

Soutien émotionnel et techniques cognitivo-comportementales

L'aide-soignant a aussi un rôle à jouer dans la gestion de l'aspect **émotionnel de la douleur**. La douleur chronique peut engendrer de l'anxiété, du stress, ou de la dépression, qui exacerbent la perception de la douleur et empêchent le sommeil. L'aide-soignant peut proposer des **techniques cognitivo-comportementales** simples, telles que la restructuration des pensées négatives liées à la douleur, pour aider le patient à mieux gérer l'anxiété nocturne.

- Utilisation des médicaments analgésiques et sédatifs : Surveiller les effets secondaires

L'utilisation des médicaments analgésiques et sédatifs est courante dans la gestion de la douleur et des troubles du sommeil, surtout chez les patients souffrant de douleurs chroniques ou de troubles graves du sommeil. Ces médicaments, bien qu'efficaces pour soulager la douleur et faciliter l'endormissement, nécessitent une **surveillance étroite** en raison des effets secondaires potentiellement graves qui peuvent en découler. L'aide-soignant joue un rôle clé dans la surveillance de ces effets secondaires, en étant attentif aux signes de complications, en informant le patient sur l'usage approprié des médicaments, et en s'assurant que leur utilisation est toujours adaptée et sécuritaire.

Les analgésiques : soulager la douleur avec précaution

Les **médicaments analgésiques**, tels que les anti-inflammatoires non stéroïdiens (AINS), les opioïdes et les antidouleurs non opioïdes (comme le paracétamol), sont souvent prescrits pour soulager la douleur, notamment chez les patients souffrant de pathologies chroniques comme l'arthrite, les douleurs neuropathiques ou les douleurs post-opératoires. Bien que ces médicaments soient indispensables pour améliorer la qualité de vie des patients, ils peuvent entraîner des effets secondaires importants, surtout lorsqu'ils sont utilisés sur de longues périodes ou à des doses élevées.

Anti-inflammatoires non stéroïdiens (AINS)

Les AINS, tels que l'ibuprofène, le naproxène ou le diclofénac, sont couramment utilisés pour traiter les douleurs inflammatoires et articulaires. Toutefois, leur utilisation à long terme peut provoquer des **effets secondaires gastro-intestinaux** (ulcères, saignements, douleurs abdominales), des **complications rénales**, et une augmentation du risque d'accidents cardiovasculaires, notamment chez les patients à risque.

L'aide-soignant doit surveiller les **symptômes d'alerte** chez les patients prenant des AINS, tels que des douleurs abdominales, des vomissements de sang, des selles noires, des œdèmes, ou une baisse du débit urinaire. En cas de signes de complications, il est impératif de contacter le médecin pour réévaluer le traitement. Il est également important d'expliquer au patient l'importance de **prendre les AINS avec de la nourriture** pour réduire les irritations gastriques et de ne pas dépasser la posologie prescrite.

Opioïdes

Les opioïdes, tels que la morphine, le fentanyl, le tramadol ou l'oxycodone, sont réservés aux douleurs sévères qui ne répondent pas aux autres traitements. Bien que très efficaces pour soulager la douleur, ils comportent un risque élevé de **dépendance**, de **tolérance** (besoin d'augmenter les doses pour obtenir le même effet), et de **dépression respiratoire**(diminution dangereuse de la fréquence respiratoire).

L'aide-soignant doit surveiller les patients prenant des opioïdes pour repérer les **signes de surdosage**, tels que la somnolence excessive, les difficultés respiratoires, la confusion ou la perte de conscience. La **constipation** est un effet secondaire très fréquent des opioïdes, il est donc essentiel de conseiller des mesures pour la prévenir, comme l'augmentation de l'apport en fibres alimentaires et en eau, ou l'utilisation de laxatifs si nécessaire.

La vigilance de l'aide-soignant est également cruciale pour prévenir la **dépendance**. Il est important de s'assurer que les opioïdes sont pris exactement comme prescrit et d'éviter tout ajustement de la dose sans l'avis du médecin. Si des signes de dépendance ou de tolérance apparaissent, le soignant doit informer immédiatement l'équipe médicale pour envisager un ajustement du traitement ou une transition vers d'autres options thérapeutiques.

Les sédatifs : réguler le sommeil avec prudence

Les **sédatifs**, tels que les benzodiazépines (diazépam, lorazépam, clonazépam), les hypnotiques (zolpidem, zopiclone) et les antihistaminiques, sont souvent prescrits pour traiter l'insomnie ou favoriser la relaxation chez les patients souffrant de troubles anxieux ou de douleurs. Ces médicaments, en déprimant le système nerveux central, aident à induire le sommeil ou à réduire l'agitation nocturne, mais leur utilisation peut entraîner une série d'effets indésirables, particulièrement chez les personnes âgées ou les patients vulnérables.

Benzodiazépines et hypnotiques

Les benzodiazépines et les hypnotiques sont très efficaces pour faciliter l'endormissement, mais ils peuvent entraîner une **somnolence diurne**, une **désorientation**, des **troubles de la mémoire** et une **altération des capacités cognitives**, ce qui augmente le risque de chutes, surtout chez les personnes âgées. Ces médicaments peuvent aussi provoquer une **dépendance** et des symptômes de sevrage en cas d'arrêt brutal, tels que l'anxiété, les insomnies rebond ou les convulsions.

L'aide-soignant doit être attentif à tout signe de confusion, de troubles cognitifs ou de déséquilibre chez les patients sous sédatifs. Pour limiter ces effets, il est recommandé d'adopter le principe de la **dose minimale efficace**, c'est-à-dire de prendre la plus petite dose possible sur la durée la plus courte. L'aide-soignant doit s'assurer que le patient prend son traitement uniquement lorsque nécessaire et ne prolonge pas l'utilisation au-delà de ce qui est prescrit.

Antihistaminiques sédatifs

Les antihistaminiques de première génération (comme la diphénhydramine) sont parfois utilisés pour leurs effets sédatifs. Bien qu'ils soient en vente libre, ils ne sont pas sans risque, notamment chez les personnes âgées, où ils peuvent provoquer des **effets anticholinergiques** (sécheresse buccale, rétention urinaire, confusion). Leur utilisation prolongée est déconseillée, et l'aide-soignant doit être vigilant aux signes de confusion ou d'agitation, surtout chez les patients âgés ou démentiels.

Surveillance des effets secondaires

L'un des rôles essentiels de l'aide-soignant est de surveiller les **effets secondaires** des médicaments analgésiques et sédatifs, tout en étant attentif aux **interactions médicamenteuses** possibles, surtout chez les patients polymédiqués. Certains médicaments, lorsqu'ils sont pris ensemble, peuvent aggraver les effets secondaires ou réduire l'efficacité des traitements.

Par exemple, les benzodiazépines associées aux opioïdes augmentent le risque de **dépression respiratoire**. De même, les anti-inflammatoires peuvent augmenter la toxicité rénale lorsqu'ils sont associés à des diurétiques ou à des inhibiteurs de l'enzyme de conversion (IEC), fréquemment prescrits chez les patients hypertendus.

L'aide-soignant doit également s'assurer que le patient **signale tout effet secondaire inhabituel** ou toute aggravation de son état de santé. Un suivi régulier de certains paramètres, tels que la fréquence respiratoire, la vigilance, l'hydratation et les habitudes intestinales, est nécessaire pour repérer les signes précoces de complications.

Éducation du patient et accompagnement

Un aspect crucial de la gestion des médicaments analgésiques et sédatifs est **l'éducation du patient**. L'aide-soignant doit expliquer au patient l'importance de suivre strictement la posologie prescrite, d'éviter les ajustements de doses sans avis médical, et d'être conscient des risques liés à la prise prolongée de ces médicaments.

L'aide-soignant peut aussi conseiller des **approches non pharmacologiques** pour compléter la gestion de la douleur ou des troubles du sommeil, comme les techniques de relaxation, l'amélioration de l'hygiène du sommeil, ou l'activité physique modérée, afin de réduire la dépendance aux médicaments. Cette approche holistique permet de minimiser l'utilisation des médicaments à long terme tout en maintenant un niveau de confort optimal pour le patient.

- Les soins palliatifs et la gestion du sommeil chez les patients en fin de vie

Les **soins palliatifs** ont pour objectif principal de soulager la souffrance et d'améliorer la qualité de vie des patients atteints de maladies graves ou en phase terminale. Dans cette approche holistique, la gestion du sommeil revêt une importance particulière, car de nombreux patients en fin de vie souffrent de troubles du sommeil dus à la douleur, à l'anxiété, aux symptômes physiques ou aux effets secondaires des traitements. Assurer un sommeil de qualité, dans la mesure du possible, contribue non seulement à améliorer le confort physique, mais aussi à alléger la détresse émotionnelle et à préserver la dignité des patients. L'aide-soignant joue un rôle fondamental dans cette prise en charge, en veillant à ce que les soins prodigués soient adaptés aux besoins individuels du patient, tout en intégrant les aspects émotionnels, physiques et psychologiques de cette dernière phase de la vie.

L'importance du sommeil en soins palliatifs

Le sommeil, déjà souvent perturbé dans des conditions chroniques et douloureuses, devient un enjeu crucial pour les patients en soins palliatifs. L'inconfort physique lié à la douleur, la gêne respiratoire, les nausées, ou encore les symptômes d'agitation nocturne peuvent entraîner des difficultés d'endormissement et des réveils fréquents. Par ailleurs, l'anxiété liée à la fin de vie, les pensées récurrentes sur la mort ou les préoccupations concernant les proches peuvent exacerber l'insomnie ou les troubles du sommeil. Un sommeil insuffisant ou de mauvaise qualité peut aggraver la fatigue, la douleur et l'humeur, contribuant à une spirale de souffrance qui diminue considérablement la qualité de vie des patients en fin de vie.

Le rôle des soins palliatifs est donc d'**optimiser la qualité du sommeil** tout en gérant les symptômes qui l'entravent. La prise en charge des troubles du sommeil dans ce contexte est délicate, car elle doit être adaptée aux besoins uniques de chaque patient, avec pour but de soulager la souffrance tout en respectant la dignité et le confort du patient.

Gestion de la douleur et du sommeil

La **douleur** est l'un des principaux obstacles au sommeil chez les patients en fin de vie. La prise en charge de la douleur est donc essentielle pour améliorer la qualité du sommeil. Les traitements analgésiques, notamment les opioïdes comme la morphine ou le fentanyl, sont fréquemment utilisés en soins palliatifs pour soulager les douleurs modérées à sévères. Cependant, ces médicaments, bien qu'efficaces, peuvent entraîner des **effets secondaires** qui perturbent également le sommeil, tels que la sédation excessive, les cauchemars ou les difficultés respiratoires.

L'aide-soignant joue un rôle clé en **surveillant les effets des traitements** et en adaptant les soins en fonction des réactions du patient. Par exemple, si la douleur est bien contrôlée mais que le patient souffre de somnolence diurne ou de confusion nocturne, il peut être nécessaire de réévaluer la posologie des médicaments ou de proposer des ajustements (comme la diminution des doses d'opioïdes pendant la nuit). La gestion de la douleur doit donc être équilibrée avec le besoin de maintenir une certaine qualité de veille et d'éveil pour permettre au patient de profiter de ses moments de lucidité.

En complément des traitements pharmacologiques, les **techniques non médicamenteuses** peuvent aussi être d'une grande utilité pour aider à soulager la douleur et améliorer le sommeil. L'application de chaleur ou de froid, les massages légers, ou l'utilisation de coussins de positionnement ergonomiques peuvent aider à soulager la douleur et à améliorer le confort du patient, favorisant ainsi un sommeil plus reposant.

Gestion de l'anxiété et des symptômes psychologiques

L'anxiété et la détresse psychologique jouent un rôle majeur dans les troubles du sommeil chez les patients en fin de vie. Les préoccupations liées à la mort imminente, la peur de la douleur, ou l'angoisse de laisser les proches peuvent être accablantes et rendre l'endormissement difficile. Dans ce contexte, les sédatifs ou les anxiolytiques (comme les benzodiazépines) peuvent être utilisés avec parcimonie pour soulager l'agitation et l'anxiété sévères, mais leur utilisation prolongée doit être évitée en raison des risques de somnolence excessive ou de confusion.

Les **approches non médicamenteuses** jouent ici un rôle crucial pour réduire l'anxiété et favoriser un sommeil apaisant. L'aide-soignant peut proposer des techniques de relaxation, comme la **respiration profonde**, la **méditation guidée**, ou encore la **visualisation** (imaginer un lieu apaisant) pour aider le patient à se détendre avant de dormir. Ces méthodes sont souvent plus douces et peuvent être mieux tolérées par les patients que les sédatifs, tout en offrant un moment de réconfort émotionnel.

Le soutien psychologique est également indispensable. L'aide-soignant doit être attentif aux **signes de détresse émotionnelle** et rester disponible pour écouter les inquiétudes du patient. Créer un **environnement calme et sécurisant**aide à apaiser l'anxiété. Cela peut inclure l'ajustement de l'éclairage, l'utilisation de sons relaxants ou de musiques douces, et l'organisation de la chambre pour la rendre plus confortable et propice au repos.

Gestion des symptômes physiques perturbant le sommeil

Les **symptômes physiques** tels que la dyspnée (gêne respiratoire), la toux, les nausées, et l'agitation nocturne peuvent aussi fortement perturber le sommeil des patients en fin de vie. La prise en charge de ces symptômes est essentielle pour améliorer le confort nocturne. Par exemple, la dyspnée peut être soulagée par l'utilisation d'oxygène, de ventilateurs ou d'une position de sommeil surélevée avec des oreillers, tandis que les nausées peuvent être atténuées avec des antiémétiques.

L'agitation nocturne ou les épisodes de **délirium** sont fréquents en phase terminale et peuvent causer des réveils brusques ou de l'insomnie. Ces épisodes nécessitent souvent une prise en charge adaptée, avec une évaluation des causes sous-jacentes (comme la douleur, les déséquilibres électrolytiques ou les effets secondaires des médicaments). L'aide-soignant doit veiller à ce que le patient soit installé confortablement et à minimiser les stimuli perturbateurs pendant la nuit, en réduisant le bruit et en s'assurant que la chambre soit un espace calme et apaisant.

Respect des rythmes naturels et adaptation du sommeil

En soins palliatifs, il est souvent difficile d'adhérer à une routine de sommeil classique. Au fur et à mesure que la maladie progresse, les patients peuvent dormir davantage pendant la journée et moins la nuit, ou vice versa. Il est important de respecter les **rythmes naturels du patient**, plutôt que d'imposer une routine stricte de sommeil. Certains patients trouvent du réconfort à faire des siestes fréquentes, tandis que d'autres peuvent préférer des périodes de sommeil plus longues pendant la nuit. L'aide-soignant doit être flexible et s'adapter à ces besoins.

Pour améliorer la qualité du sommeil pendant la nuit, il est souvent utile de créer une **routine de relaxation** avant le coucher. Cela peut inclure des activités douces comme la lecture, l'écoute de musique apaisante, ou simplement un moment de silence, loin des interruptions et des soins médicaux, pour permettre au patient de se détendre pleinement.

Soutien aux proches dans la gestion du sommeil

Les **proches** des patients en fin de vie jouent souvent un rôle clé dans l'accompagnement, mais ils peuvent eux aussi souffrir d'un manque de sommeil en raison de l'anxiété ou des soins qu'ils prodiguent au patient. L'aide-soignant a également un rôle à jouer dans le soutien des proches, en leur offrant des conseils pour gérer leur propre sommeil et en les aidant à structurer les soins de manière à ne pas compromettre leur propre repos. Cela peut inclure des **moments de répit** où l'équipe de soins prend le relais, permettant aux proches de se reposer, tout en assurant la continuité des soins pour le patient.

Chapitre 9

L'Impact des Pathologies Chroniques sur le Sommeil

- Les interactions entre les maladies chroniques (diabète, insuffisance cardiaque, BPCO) et le sommeil

Les **interactions entre les maladies chroniques** et le sommeil sont complexes et souvent bidirectionnelles : les troubles du sommeil peuvent aggraver l'évolution de maladies chroniques telles que le **diabète**, l'**insuffisance cardiaque** ou la **bronchopneumopathie chronique obstructive (BPCO)**, tandis que ces maladies elles-mêmes perturbent le sommeil en raison des symptômes qu'elles génèrent. Ces interactions créent un **cercle vicieux**, où la mauvaise qualité du sommeil contribue à l'aggravation de la maladie, et où les complications liées à la pathologie empêchent un sommeil réparateur. Dans ce contexte, la prise en charge des troubles du sommeil devient un enjeu essentiel pour améliorer la qualité de vie et l'état de santé général des patients souffrant de maladies chroniques.

Diabète et troubles du sommeil : Une relation étroite

Le **diabète**, en particulier le diabète de type 2, est étroitement lié aux troubles du sommeil. Les patients diabétiques souffrent souvent de **problèmes d'insomnie**, de **réveils nocturnes fréquents**, et d'un **sommeil non réparateur**. Ces troubles peuvent être dus à plusieurs facteurs liés au diabète :

1. **Instabilité glycémique** : Une glycémie mal contrôlée peut provoquer des symptômes inconfortables pendant la nuit, tels que des **hypoglycémies nocturnes** (chutes soudaines du taux de sucre dans le sang) qui réveillent le patient en raison de sueurs, tremblements, palpitations ou sensations de faim. D'un autre côté, une **hyperglycémie**persistante peut entraîner des **polyuries nocturnes** (fréquentes envies d'uriner), perturbant le sommeil.

2. **Syndrome des jambes sans repos** : Ce trouble, fréquent chez les diabétiques, surtout ceux présentant des complications neurologiques comme la neuropathie périphérique, entraîne des sensations désagréables dans les jambes qui rendent l'endormissement difficile. Cela peut

exacerber l'insomnie et entraîner une **fragmentation du sommeil**.

3. **Apnée obstructive du sommeil (AOS)** : De nombreux patients diabétiques souffrent également d'apnée obstructive du sommeil, une affection où les voies respiratoires se bloquent pendant le sommeil, entraînant des pauses respiratoires fréquentes. Cette comorbidité est particulièrement fréquente chez les patients obèses, et elle aggrave la résistance à l'insuline et les niveaux de glycémie, créant un cercle vicieux entre les troubles du sommeil et la progression du diabète.

L'interaction entre le diabète et les troubles du sommeil est préoccupante, car un sommeil insuffisant ou de mauvaise qualité affecte le métabolisme des glucides, réduit la **sensibilité à l'insuline**, et contribue à un **déséquilibre glycémique**. Il est donc crucial de gérer les troubles du sommeil chez les patients diabétiques pour optimiser le contrôle glycémique et prévenir les complications à long terme.

Insuffisance cardiaque et perturbations du sommeil

Les patients souffrant d'**insuffisance cardiaque** rencontrent fréquemment des troubles du sommeil, liés aux symptômes respiratoires et aux conséquences hémodynamiques de leur maladie. L'insuffisance cardiaque entraîne souvent une **insomnie**, une **fatigue diurne** excessive, et une **qualité de sommeil fragmentée**. Plusieurs mécanismes expliquent cette interaction :

1. **Orthopnée et dyspnée nocturne** : L'orthopnée (difficulté à respirer en position allongée) et la **dyspnée paroxystique nocturne** (épisodes soudains de gêne respiratoire pendant la nuit) sont des symptômes courants de l'insuffisance cardiaque, causés par une accumulation de liquide dans les poumons. Ces symptômes obligent souvent les patients à dormir en position semi-assise, avec des oreillers supplémentaires pour améliorer la respiration,

mais cela nuit à la qualité du sommeil et entraîne des réveils nocturnes.

2.   **Apnée centrale du sommeil** : Chez les patients atteints d'insuffisance cardiaque, l'**apnée centrale du sommeil** est fréquente. Contrairement à l'apnée obstructive, où les voies respiratoires sont bloquées, l'apnée centrale est due à un dysfonctionnement du contrôle respiratoire par le cerveau, souvent lié à une **hypoperfusion cérébrale**(diminution du flux sanguin au cerveau) causée par une faible fonction cardiaque. Cela entraîne des arrêts respiratoires fréquents et perturbe le sommeil, aggravant la fatigue diurne et la fonction cardiaque.

3.   **Rétention hydrosodée** : Les patients souffrant d'insuffisance cardiaque sont souvent traités avec des diurétiques pour réduire la rétention de liquide. Cependant, ces médicaments augmentent la fréquence urinaire, y compris la nuit (**nycturie**), perturbant ainsi le sommeil.

La gestion des troubles du sommeil chez les patients en insuffisance cardiaque est essentielle pour améliorer la qualité de vie et la survie. Un mauvais sommeil exacerbe la **fatigue**, réduit la **tolérance à l'exercice** et aggrave les symptômes de la maladie, créant un cercle vicieux. Le traitement de l'apnée du sommeil (centrale ou obstructive), l'ajustement des diurétiques, et la gestion de la dyspnée nocturne sont des étapes cruciales dans la prise en charge de ces patients.

BPCO et sommeil : Un cycle perturbateur

La **bronchopneumopathie chronique obstructive (BPCO)** est une autre maladie chronique qui affecte profondément la qualité du sommeil. Les patients atteints de BPCO, en raison de leur dysfonction respiratoire, souffrent souvent de **troubles du sommeil**, notamment des **réveils fréquents** causés par des symptômes respiratoires tels que la **dyspnée**(difficulté à respirer), la **toux** et les **expectorations**.

1. **Dyspnée nocturne** : La dyspnée est souvent pire la nuit, car en position allongée, la ventilation est moins efficace, et les poumons sont davantage comprimés par la gravité. Cela entraîne des réveils fréquents et une incapacité à entrer dans des phases de sommeil profond, aggravant ainsi la fatigue diurne.

2. **Hypoxémie nocturne** : Les patients souffrant de BPCO peuvent également connaître des périodes d'**hypoxémie nocturne** (baisse du taux d'oxygène dans le sang) en raison de la dégradation de la fonction pulmonaire pendant le sommeil. Cela peut déclencher des réveils fréquents et un sommeil non réparateur. L'hypoxie nocturne a des effets délétères à long terme, contribuant à la progression de la BPCO et à des complications cardiovasculaires.

3. **Apnée obstructive du sommeil (AOS)** : De nombreux patients atteints de BPCO souffrent également d'apnée obstructive du sommeil, créant un syndrome dit de « chevauchement » entre les deux pathologies. Cette association aggrave l'hypoxie nocturne et augmente le risque de complications cardiovasculaires.

La prise en charge des troubles du sommeil chez les patients atteints de BPCO doit être proactive. **L'oxygénothérapie nocturne**, les techniques de respiration assistée comme la **ventilation non invasive** (VNI), ainsi que la gestion de l'apnée du sommeil, sont des solutions indispensables pour améliorer la qualité du sommeil et réduire la fatigue diurne. La gestion de la **toux** et des **sécrétions bronchiques** pendant la nuit, ainsi que l'ajustement des traitements (bronchodilatateurs, corticostéroïdes) pour améliorer la fonction respiratoire nocturne, font partie des stratégies clés pour améliorer la qualité de vie de ces patients.

- Surveillance des patients à risques : Ce que l'aide-soignant doit savoir

La **surveillance des patients à risques** est une mission essentielle dans la pratique quotidienne des aides-soignants. Les patients à risques incluent ceux présentant des pathologies chroniques, des troubles aigus, des handicaps, ou encore des fragilités liées à l'âge. Ces patients sont plus vulnérables aux complications médicales, aux chutes, aux infections, ou à d'autres événements indésirables qui peuvent altérer leur santé et leur qualité de vie. Pour assurer une prise en charge efficace et sécuritaire, l'aide-soignant doit posséder une connaissance approfondie des signes d'alerte, des techniques de surveillance, et des actions à entreprendre en cas de détection de complications.

Comprendre les profils des patients à risques

Les **patients à risques** incluent différentes catégories, chacune nécessitant une attention particulière. Parmi eux, on retrouve :

1. **Les personnes âgées** : En raison du vieillissement, les patients âgés sont plus vulnérables aux chutes, aux infections, aux troubles cognitifs et à la dénutrition. Leur fragilité physiologique demande une surveillance accrue, en particulier pour prévenir les risques de chute, la déshydratation, ou les complications liées à une immobilité prolongée.

2. **Les patients atteints de maladies chroniques** : Les patients souffrant de pathologies comme le diabète, l'insuffisance cardiaque, l'insuffisance respiratoire, ou la bronchopneumopathie chronique obstructive (BPCO) sont à risque de complications sévères. L'instabilité de ces pathologies peut entraîner des épisodes aigus nécessitant une intervention rapide.

3. **Les patients postopératoires** : La surveillance des patients ayant subi une intervention chirurgicale est essentielle pour prévenir les infections, la thrombose

veineuse profonde (TVP) et les complications respiratoires ou circulatoires. Les patients postopératoires sont souvent immobilisés, ce qui augmente le risque de complications liées à la position prolongée.

4. **Les patients présentant des troubles cognitifs** : Les personnes souffrant de démence ou d'autres troubles cognitifs peuvent être désorientées et présenter des comportements à risque, comme tenter de se lever sans aide ou refuser des soins. Cela nécessite une surveillance rapprochée pour éviter les accidents et assurer leur sécurité.

Les signes d'alerte à surveiller

La surveillance des patients à risques implique une **observation attentive** et continue, à la recherche de **signes d'alerte**qui indiquent une détérioration de l'état de santé du patient. Voici quelques signes clés à surveiller :

1. **Changements dans les paramètres vitaux** : La surveillance des **paramètres vitaux** (fréquence respiratoire, fréquence cardiaque, tension artérielle, température) est fondamentale, en particulier chez les patients à risque d'insuffisance cardiaque, respiratoire ou de déshydratation. Une augmentation ou une diminution anormale de ces paramètres doit être signalée immédiatement pour une évaluation médicale rapide.

2. **Altérations de l'état mental** : Les changements dans l'état mental, tels que la **confusion soudaine**, la **désorientation**, ou une **somnolence inhabituelle**, peuvent indiquer une infection, un déséquilibre métabolique, une hypoxie (baisse de l'oxygène), ou une intoxication médicamenteuse. Ces symptômes sont fréquents chez les personnes âgées ou fragiles, et nécessitent une évaluation immédiate.

3. **Signes de détresse respiratoire** : Les patients atteints de BPCO, d'insuffisance cardiaque ou postopératoires sont particulièrement à risque de **détresse respiratoire**. L'aide-soignant doit être attentif aux signes tels que la **dyspnée**(difficulté à respirer), la **tachypnée** (respiration rapide), une respiration sifflante, ou des changements de couleur de la peau (cyanose). Toute altération de la respiration doit être immédiatement signalée.

4. **Douleur** : Une douleur non contrôlée ou qui s'intensifie est un signal d'alarme important, surtout chez les patients postopératoires ou ceux souffrant de maladies chroniques. Une évaluation régulière de la douleur à l'aide d'échelles adaptées (échelle visuelle analogique, échelle verbale) permet de détecter rapidement les besoins d'ajustement du traitement.

5. **Signes de thrombose veineuse profonde (TVP)** : Chez les patients alités ou ayant subi une intervention chirurgicale, le risque de TVP est élevé. L'aide-soignant doit surveiller les **douleurs localisées** au niveau des jambes, les **gonflements** unilatéraux, ou une **sensation de chaleur** au niveau du mollet, qui peuvent indiquer la formation d'un caillot sanguin.

6. **Évolution des plaies** : Chez les patients présentant des plaies chirurgicales ou des escarres, une surveillance attentive est nécessaire pour détecter tout signe d'**infection** (rougeur, chaleur, écoulement purulent), ou de **mauvaise cicatrisation**. Les escarres, en particulier chez les patients alités, nécessitent un suivi quotidien pour prévenir leur aggravation.

Prévention des chutes et de l'immobilité prolongée

Les **chutes** sont l'une des complications les plus fréquentes et graves chez les patients à risque, en particulier chez les personnes âgées et celles présentant des troubles de la mobilité ou cognitifs. Pour prévenir les chutes, l'aide-soignant doit :

1. **Évaluer les risques** : Identifier les patients à risque de chute est une première étape essentielle. Cela inclut les patients atteints de troubles de l'équilibre, ceux prenant des médicaments sédatifs, et les personnes désorientées.

2. **Adapter l'environnement** : Assurer que l'environnement du patient soit **sécurisé**, en retirant les obstacles (tapis, fils électriques), en installant des **barres de soutien** près du lit ou dans la salle de bain, et en veillant à un bon éclairage, notamment la nuit.

3. **Encourager la mobilité** : Bien que certains patients doivent être protégés des chutes, il est crucial de **prévenir l'immobilité prolongée**, qui entraîne des complications telles que les escarres, la décompensation cardiorespiratoire et la thrombose. L'aide-soignant doit encourager les patients à se mobiliser régulièrement en fonction de leurs capacités, à effectuer des exercices d'étirement ou de marche, ou à utiliser des fauteuils adaptés pour faciliter la déambulation.

Surveillance des effets secondaires des traitements

Les **traitements médicamenteux** peuvent parfois exposer les patients à risques à des complications. Les patients polymédiqués, par exemple, sont susceptibles de souffrir d'interactions médicamenteuses, d'effets indésirables ou de surdosage, notamment lorsqu'ils prennent des analgésiques, des anticoagulants, des sédatifs ou des médicaments pour le diabète.

1. **Sédatifs et opioïdes** : Ces médicaments augmentent le risque de chutes, de somnolence excessive, et de dépression respiratoire. L'aide-soignant doit surveiller tout signe de **somnolence** ou de **confusion**, et signaler toute

diminution de la fréquence respiratoire ou de l'état d'éveil.

2. **Anticoagulants** : Les patients sous anticoagulants (comme la warfarine ou les nouveaux anticoagulants oraux) doivent être surveillés pour tout **signe de saignement** (gencives qui saignent, ecchymoses inexpliquées, selles noires). Les blessures même mineures peuvent être graves chez ces patients, et tout signe de saignement doit être rapporté immédiatement.

3. **Médicaments antihypertenseurs** : Une baisse trop importante de la pression artérielle peut entraîner des étourdissements et des chutes. L'aide-soignant doit être attentif à toute **hypotension orthostatique** (baisse de la tension artérielle lors du passage de la position assise ou couchée à la position debout) et encourager le patient à se lever lentement pour éviter les chutes.

Collaboration interprofessionnelle et documentation

La surveillance des patients à risques repose également sur une **collaboration étroite avec l'équipe médicale**. L'aide-soignant doit communiquer régulièrement avec les infirmiers, les médecins, et les autres professionnels de santé pour signaler toute évolution de l'état du patient, toute complication ou tout besoin d'adaptation du traitement.

La **documentation rigoureuse** des observations est essentielle pour assurer un suivi continu. L'aide-soignant doit consigner toutes les données relatives aux paramètres vitaux, à la gestion de la douleur, à l'évolution des plaies, et à tout autre signe clinique, afin de fournir une base solide pour l'ajustement des soins.

- Adaptation des soins selon les pathologies : Apprendre à reconnaître les signes d'aggravation nocturne

L'**adaptation des soins selon les pathologies** est une compétence cruciale pour les aides-soignants, en particulier lorsque des signes d'aggravation surviennent durant la nuit, un moment où la vigilance est primordiale. De nombreuses pathologies chroniques ou aiguës peuvent présenter des complications nocturnes spécifiques, souvent accentuées par l'immobilité, les rythmes biologiques ou l'absence de surveillance médicale immédiate. L'aide-soignant, étant en contact direct avec les patients, doit être capable de **reconnaître les signes d'aggravation nocturne** pour intervenir rapidement, prévenir les complications et assurer la sécurité des patients. Cela implique une observation attentive, une connaissance approfondie des symptômes associés à différentes pathologies, et une adaptation des soins en fonction des besoins individuels de chaque patient.

Pathologies respiratoires : Reconnaître les signes d'aggravation

Les **pathologies respiratoires** comme la bronchopneumopathie chronique obstructive (BPCO), l'asthme et l'insuffisance respiratoire peuvent s'aggraver durant la nuit, en raison de la diminution de la capacité respiratoire pendant le sommeil. Les symptômes nocturnes sont souvent sous-estimés mais peuvent être révélateurs d'un déséquilibre qui nécessite une attention immédiate.

1. **Dyspnée nocturne** : La **dyspnée paroxystique nocturne** (difficulté soudaine à respirer la nuit) est un signe d'aggravation fréquent chez les patients souffrant de BPCO ou d'insuffisance cardiaque. Les patients se réveillent en pleine nuit avec une sensation d'étouffement ou de difficulté à respirer. L'aide-soignant doit être attentif aux signes de **respiration rapide**, de **cyanose** (coloration bleutée de la peau due à un manque d'oxygène), ou de **sifflements respiratoires**.

2. **Toux et expectorations** : Une **toux productive nocturne** est souvent un signe de surcharge bronchique chez les patients atteints de BPCO ou d'insuffisance cardiaque. Si la toux devient plus fréquente, accompagnée d'expectorations plus abondantes ou d'un changement de couleur de celles-ci, cela peut indiquer une infection respiratoire ou une décompensation.

3. **Hypoxémie nocturne** : Chez les patients souffrant d'insuffisance respiratoire, l'hypoxémie (faible taux d'oxygène dans le sang) peut s'aggraver pendant le sommeil. L'aide-soignant doit surveiller les signes d'agitation, de confusion ou de désorientation, qui peuvent indiquer un manque d'oxygène cérébral. Les patients sous **oxygénothérapie nocturne** doivent être surveillés pour s'assurer que le dispositif fonctionne correctement et que les niveaux d'oxygène sont adaptés.

Pathologies cardiaques : Surveillance nocturne des symptômes

Les patients souffrant de **pathologies cardiaques**, notamment d'insuffisance cardiaque ou de cardiopathies ischémiques, sont particulièrement vulnérables aux signes d'aggravation pendant la nuit. La décompensation cardiaque peut être subtile mais entraîne souvent des symptômes nocturnes qui doivent être surveillés de près.

1. **Orthopnée** : L'**orthopnée** est la difficulté à respirer en position allongée, souvent exacerbée chez les patients en insuffisance cardiaque. Cela conduit le patient à se réveiller fréquemment en position assise, cherchant de l'air. L'aide-soignant doit être vigilant aux patients qui demandent des oreillers supplémentaires ou qui dorment en position semi-assise. Ces signes peuvent indiquer une accumulation de liquide dans les poumons (œdème pulmonaire) nécessitant un ajustement du traitement diurétique ou une évaluation médicale urgente.

2. **Œdèmes nocturnes** : Les **œdèmes** aux membres inférieurs, causés par une rétention hydrosodée en insuffisance cardiaque, peuvent s'aggraver pendant la nuit lorsque le patient reste immobile. Si l'aide-soignant observe des **jambes enflées**, des chaussures serrées ou des difficultés à marcher en raison de la douleur ou de la raideur, cela peut être un signe de surcharge en liquide qui doit être surveillé.

3. **Douleur thoracique nocturne** : Une douleur thoracique nocturne peut être le signe d'une **angine de poitrine** ou d'un **infarctus du myocarde** imminent. Les douleurs irradiant vers le bras, le dos ou la mâchoire, accompagnées de sueurs et de nausées, nécessitent une intervention immédiate. L'aide-soignant doit être prêt à appeler une équipe médicale d'urgence si ces symptômes apparaissent.

Pathologies neurologiques : Détecter les complications nocturnes

Les **pathologies neurologiques** telles que les accidents vasculaires cérébraux (AVC), les épilepsies et les maladies neurodégénératives peuvent également présenter des signes d'aggravation nocturne. Les troubles neurologiques peuvent perturber les cycles de sommeil, mais aussi masquer des complications graves qui surviennent la nuit.

1. **Somnolence excessive** : Un patient neurologique qui montre une **somnolence anormale** ou des difficultés à se réveiller le matin peut souffrir de **complications cérébrales** liées à un AVC ou à une pression intracrânienne élevée. L'aide-soignant doit vérifier la réactivité du patient en le stimulant doucement, en observant sa capacité à répondre aux ordres simples ou à bouger correctement ses membres.

2. **Convulsions nocturnes** : Les **convulsions** liées à l'épilepsie peuvent survenir durant la nuit, et le patient peut ne pas s'en souvenir au réveil. L'aide-soignant doit être attentif à tout signe de mouvements involontaires pendant le sommeil, d'agitation excessive ou de confusion au réveil. Une surveillance étroite et la documentation de tout événement inhabituel sont nécessaires pour ajuster le traitement antiépileptique.

3. **Troubles de la mémoire et de la confusion** : Chez les patients souffrant de démence ou de maladie d'Alzheimer, les **épisodes de confusion nocturne** sont fréquents et peuvent être un signe de progression de la maladie. L'aide-soignant doit surveiller l'apparition de comportements inhabituels, comme l'errance nocturne ou l'agitation, et veiller à sécuriser l'environnement pour prévenir les accidents.

Pathologies métaboliques : Risques nocturnes chez les diabétiques

Les patients diabétiques peuvent présenter des **complications nocturnes** liées à des déséquilibres glycémiques, en particulier en cas de gestion inadéquate du diabète ou de modification récente de leur traitement.

1. **Hypoglycémie nocturne** : L'**hypoglycémie** est un problème fréquent chez les diabétiques, surtout la nuit, lorsque le patient ne peut pas signaler les premiers symptômes. L'aide-soignant doit être attentif aux signes tels que **les sueurs nocturnes**, les tremblements, l'agitation, et la somnolence inhabituelle au réveil. Si une hypoglycémie est suspectée, la glycémie doit être vérifiée immédiatement, et une collation sucrée doit être administrée en cas de besoin.

2. **Hyperglycémie** : Une glycémie élevée pendant la nuit peut entraîner des réveils fréquents pour uriner (**polyurie**

nocturne), ainsi qu'une sensation de soif excessive. Si ces signes sont présents, l'aide-soignant doit alerter l'équipe soignante pour ajuster la prise en charge du diabète, car une hyperglycémie prolongée peut entraîner des complications graves comme la déshydratation ou l'acidocétose diabétique.

Adaptation des soins et protocoles d'urgence

Lorsqu'un patient présente des signes d'aggravation nocturne, l'aide-soignant doit être capable de **réagir rapidement et efficacement** en suivant les protocoles adaptés à chaque pathologie. Cela peut inclure des mesures simples comme l'ajustement de la position du patient, l'administration d'oxygène ou d'une collation sucrée, ou encore la mise en place de dispositifs pour faciliter la respiration.

Dans les cas plus graves, comme une douleur thoracique, une dyspnée sévère ou des convulsions, l'aide-soignant doit **alerter immédiatement les services médicaux d'urgence** et être prêt à fournir les informations nécessaires sur l'état du patient, ses antécédents et les signes observés. La capacité à reconnaître rapidement les signes d'aggravation permet de sauver des vies et d'éviter des complications graves.

- Soins de support et éducation des patients souffrant de comorbidités

Les **soins de support** et l'**éducation des patients souffrant de comorbidités** sont des aspects essentiels de la prise en charge globale de la santé. Les comorbidités désignent la présence de plusieurs maladies chroniques ou troubles de santé chez un même patient, comme le diabète, l'hypertension, l'insuffisance cardiaque, la BPCO (bronchopneumopathie chronique obstructive), ou l'obésité. Ces conditions nécessitent une approche personnalisée et multidimensionnelle, car chaque pathologie peut aggraver les autres et augmenter la complexité des soins. L'objectif des soins de support et de l'éducation des patients est d'améliorer la qualité de vie, de prévenir les complications, et de renforcer l'autonomie des patients dans la gestion de leur santé au quotidien.

Comprendre les comorbidités : un défi multidimensionnel

Les patients souffrant de comorbidités présentent des **défis uniques**. Ces maladies interagissent entre elles, créant un **cercle vicieux** où chaque pathologie peut aggraver les autres. Par exemple, un patient diabétique peut aussi être hypertendu, et la mauvaise gestion du diabète peut entraîner une détérioration de la fonction rénale ou cardiaque, augmentant le risque de complications graves. De plus, les traitements pour une condition peuvent parfois aggraver une autre, comme les stéroïdes prescrits pour l'asthme ou la BPCO qui augmentent la glycémie et compliquent la gestion du diabète.

Les soins de support doivent donc intégrer cette **complexité médicale** et prendre en compte la synergie entre ces différentes pathologies. L'aide-soignant, en tant que personne de proximité, joue un rôle crucial dans la gestion quotidienne des soins, en surveillant l'évolution de chaque pathologie et en veillant à ce que les traitements soient bien suivis.

Le rôle des soins de support : une prise en charge globale

Les **soins de support** incluent toutes les interventions visant à améliorer le confort du patient, à alléger les symptômes et à améliorer la qualité de vie. Ces soins sont essentiels pour les patients souffrant de comorbidités, car ils aident à atténuer les effets de chaque maladie et à prévenir les complications.

1. **Gestion des symptômes** : Les patients souffrant de comorbidités présentent souvent des **symptômes multiples**, comme la douleur, la fatigue, l'essoufflement,

ou la faiblesse musculaire. L'aide-soignant doit surveiller l'évolution de ces symptômes et proposer des solutions adaptées. Par exemple, un patient souffrant de BPCO et d'insuffisance cardiaque peut avoir besoin d'**oxygénothérapie** pour soulager la dyspnée, tandis qu'un patient diabétique doit être attentif aux signes d'hyperglycémie ou d'hypoglycémie.

2. **Soutien nutritionnel** : La **nutrition** joue un rôle clé dans la gestion des comorbidités. L'aide-soignant peut aider à mettre en place un **plan nutritionnel adapté**, en tenant compte des restrictions alimentaires propres à chaque pathologie. Un patient diabétique doit contrôler sa consommation de glucides, tandis qu'un patient souffrant d'insuffisance cardiaque doit limiter son apport en sel pour éviter la rétention d'eau. Un soutien nutritionnel adapté peut également inclure l'**éducation à l'alimentation saine**, l'encouragement à consommer des aliments riches en nutriments, et la surveillance des apports hydriques.

3. **Mobilité et réhabilitation** : Les patients souffrant de comorbidités sont souvent limités dans leur **mobilité**, en raison de douleurs articulaires, de fatigue ou de difficultés respiratoires. Il est essentiel de maintenir un certain niveau d'activité physique pour prévenir l'atrophie musculaire, améliorer la circulation et renforcer la fonction cardiorespiratoire. L'aide-soignant peut encourager des **exercices doux**, comme la marche, des étirements ou des séances de rééducation, en fonction des capacités du patient. Les techniques de **physiothérapie** ou d'ergothérapie peuvent aussi être intégrées pour améliorer la qualité de vie et l'autonomie du patient.

4. **Gestion de la douleur** : La **douleur chronique** est un problème fréquent chez les patients souffrant de comorbidités, notamment ceux atteints d'arthrose, de neuropathie diabétique, ou de maladies inflammatoires. L'aide-soignant doit surveiller régulièrement l'intensité de

la douleur et proposer des solutions pour la soulager, que ce soit par des médicaments analgésiques, des massages, des applications de chaleur ou de froid, ou des techniques de relaxation. Il est crucial de veiller à ce que la gestion de la douleur soit adaptée à chaque condition médicale pour éviter des effets secondaires indésirables.

Éducation des patients : un levier d'autonomie

L'**éducation des patients** souffrant de comorbidités est essentielle pour qu'ils puissent devenir des acteurs responsables de leur santé. La gestion de plusieurs pathologies nécessite une compréhension approfondie des traitements, des symptômes à surveiller et des habitudes de vie à adopter pour maintenir un équilibre stable. L'aide-soignant joue un rôle central dans l'accompagnement éducatif, en fournissant des informations claires, en répétant les conseils médicaux et en vérifiant que le patient applique correctement les recommandations.

1. **Compréhension des traitements** : Les patients souffrant de comorbidités sont souvent polymédiqués, c'est-à-dire qu'ils prennent plusieurs médicaments pour traiter leurs différentes conditions. L'aide-soignant doit s'assurer que le patient comprend **l'importance de chaque traitement**, les horaires de prise, et les effets secondaires à surveiller. Il peut aussi aider à organiser la prise des médicaments en utilisant des piluliers, des rappels téléphoniques ou des applications de suivi médical. Il est également important d'enseigner au patient les **interactions médicamenteuses**possibles et de vérifier s'il y a des ajustements à faire avec l'équipe médicale en cas d'effets indésirables.

2. **Surveillance des symptômes** : Un aspect clé de l'éducation des patients est de les former à **reconnaître les signes de complications** ou d'aggravation de leur état. Par exemple, un patient diabétique doit être capable de surveiller sa glycémie et de reconnaître les signes

d'hypoglycémie (fatigue, tremblements, sueurs) ou d'hyperglycémie (soif intense, mictions fréquentes). Un patient souffrant d'insuffisance cardiaque doit être attentif à l'apparition d'un œdème, d'une prise de poids rapide ou d'un essoufflement. En renforçant la capacité des patients à surveiller eux-mêmes leur état de santé, l'aide-soignant favorise leur autonomie et prévient les hospitalisations inutiles.

3. **Hygiène de vie et prévention** : L'adoption d'une **hygiène de vie adaptée** est fondamentale pour limiter l'impact des comorbidités sur la santé. L'aide-soignant doit encourager le patient à adopter des habitudes qui réduisent les risques de complications. Cela inclut l'**arrêt du tabac** (particulièrement important pour les patients atteints de BPCO ou de maladies cardiovasculaires), la **réduction de la consommation d'alcool**, l'**alimentation équilibrée**, la pratique d'une **activité physique** régulière et adaptée, ainsi qu'une bonne gestion du **stress**. L'aide-soignant peut fournir des outils pratiques, comme des plans de repas, des exercices simples à faire à domicile, ou des techniques de relaxation pour faciliter l'adoption de ces nouvelles habitudes.

4. **Soutien émotionnel** : Les patients souffrant de comorbidités sont souvent confrontés à un **fardeau émotionnel**important, en raison de la gestion quotidienne de leurs maladies et des restrictions que celles-ci imposent à leur vie. L'aide-soignant doit être un **soutien psychologique** pour le patient, en offrant une écoute attentive, en aidant à dédramatiser les situations de stress, et en encourageant le patient à prendre soin de son bien-être mental. L'éducation sur l'importance de la **santé mentale** et l'accès à des ressources, comme des groupes de soutien ou des services de psychologues, font partie intégrante d'une prise en charge complète.

Collaboration interprofessionnelle : une approche coordonnée

La prise en charge des patients souffrant de comorbidités nécessite une **collaboration interprofessionnelle** étroite entre les médecins, les infirmiers, les aides-soignants, les diététiciens, les kinésithérapeutes, et parfois même les psychologues ou les travailleurs sociaux. Chaque professionnel de santé apporte une expertise spécifique, et l'aide-soignant joue souvent le rôle de **pivot**, en assurant une coordination fluide entre les différents membres de l'équipe et en relayant les informations importantes sur l'évolution du patient.

L'aide-soignant doit être en mesure de **communiquer efficacement** avec les autres professionnels de santé, en partageant ses observations sur l'état général du patient, les éventuels signes d'aggravation, ou les difficultés rencontrées dans la gestion quotidienne des soins. Cette communication permet de **réajuster les traitements** en fonction des besoins évolutifs du patient et de s'assurer que tous les aspects de sa santé sont pris en compte de manière globale.

Chapitre 10

La Médecine du Sommeil chez les Populations Spécifiques

- Le sommeil des personnes âgées : Troubles fréquents et prise en charge spécifique

Le **sommeil des personnes âgées** subit des changements physiologiques naturels avec l'âge, mais il est également souvent perturbé par des **troubles spécifiques** et des comorbidités. Contrairement aux jeunes adultes, les personnes âgées ont tendance à passer plus de temps au lit mais avec un sommeil moins profond, souvent fragmenté par des éveils nocturnes. Ces perturbations du sommeil ont un impact direct sur leur santé physique, mentale, et émotionnelle. La **prise en charge du sommeil des personnes âgées** nécessite une approche individualisée et globale, tenant compte des changements normaux liés à l'âge ainsi que des pathologies sous-jacentes. L'aide-soignant joue un rôle clé dans cette gestion, en assurant une surveillance attentive et en apportant des solutions adaptées pour améliorer la qualité de vie des personnes âgées.

Les troubles du sommeil fréquents chez les personnes âgées

Avec l'âge, il n'est pas rare de voir apparaître des **troubles du sommeil** plus fréquents, souvent liés à des facteurs biologiques et environnementaux. Ces troubles peuvent être amplifiés par des comorbidités courantes chez les personnes âgées, comme le diabète, l'insuffisance cardiaque, la BPCO, ou encore les troubles cognitifs.

1. **Insomnie** : L'**insomnie** est probablement le trouble du sommeil le plus fréquent chez les personnes âgées. Elle se caractérise par des difficultés d'endormissement, des réveils fréquents pendant la nuit, ou un réveil précoce le matin. Ce phénomène peut être dû à des causes variées, comme la douleur, l'anxiété, la dépression, ou encore les effets secondaires de médicaments. L'insomnie chronique peut avoir des répercussions importantes sur la qualité de vie, entraînant de la **fatigue diurne**, des troubles de l'humeur, et une altération des fonctions cognitives.

2. **Apnée obstructive du sommeil (AOS)** : L'**apnée obstructive du sommeil** est également fréquente chez les personnes âgées, en particulier chez celles qui souffrent d'obésité ou de maladies cardiovasculaires. Elle se manifeste par des arrêts respiratoires répétés pendant le sommeil, entraînant des réveils fréquents et une somnolence diurne excessive. L'apnée peut aussi augmenter le risque de complications graves, comme l'hypertension, les accidents vasculaires cérébraux (AVC), et les maladies cardiaques.

3. **Syndrome des jambes sans repos** : Ce syndrome se caractérise par un besoin irrépressible de bouger les jambes, souvent accompagné de sensations désagréables de picotement ou de brûlure, qui surviennent principalement au repos, notamment la nuit. Ce trouble est particulièrement gênant pour les personnes âgées, car il entraîne des difficultés d'endormissement et des réveils nocturnes.

4. **Troubles du rythme circadien** : Les **troubles du rythme circadien** sont fréquents chez les personnes âgées en raison de l'altération de l'horloge biologique. De nombreuses personnes âgées se plaignent de se réveiller très tôt le matin ou d'avoir besoin de se coucher beaucoup plus tôt que lorsqu'elles étaient plus jeunes. Cela peut être exacerbé par l'absence d'une routine quotidienne rigide ou par des périodes prolongées d'inactivité.

5. **Sommeil fragmenté** : En vieillissant, le **sommeil devient naturellement plus léger** et plus fragmenté. Les réveils nocturnes peuvent être provoqués par des causes variées, comme la nycturie (besoin fréquent d'uriner la nuit), la douleur, ou les bruits environnants. Cela peut entraîner une diminution de la durée des phases de sommeil profond, qui sont essentielles pour la récupération physique et mentale.

Facteurs aggravants

En plus des troubles du sommeil eux-mêmes, plusieurs facteurs propres aux personnes âgées peuvent aggraver les problèmes de sommeil.

1. **Comorbidités** : Les maladies chroniques comme l'hypertension, l'insuffisance cardiaque, la BPCO, ou le diabète affectent le sommeil. Par exemple, l'essoufflement nocturne chez les patients souffrant d'insuffisance cardiaque ou de BPCO perturbe le sommeil. La douleur chronique due à l'arthrose ou à des neuropathies peut aussi empêcher une bonne qualité de sommeil.

2. **Médications** : Les personnes âgées prennent souvent plusieurs médicaments simultanément (polymédication), et certains d'entre eux ont des effets secondaires qui perturbent le sommeil. Par exemple, les diurétiques utilisés pour traiter l'hypertension peuvent entraîner des mictions nocturnes fréquentes, tandis que les sédatifs ou les antidépresseurs peuvent induire une somnolence diurne excessive ou des insomnies paradoxales.

3. **Problèmes psychologiques** : L'anxiété, la dépression, et la solitude, qui sont fréquentes chez les personnes âgées, ont un impact direct sur la qualité du sommeil. L'inquiétude liée à la santé, à la perte d'autonomie ou au deuil peut aggraver les troubles du sommeil, nécessitant une prise en charge psychologique complémentaire.

Prise en charge spécifique des troubles du sommeil chez les personnes âgées

L'amélioration de la qualité du sommeil chez les personnes âgées repose sur une **approche globale**, alliant interventions médicales, soins non pharmacologiques, et adaptation de l'environnement.

L'aide-soignant, en lien avec l'équipe médicale, a un rôle central dans la mise en place et le suivi de ces interventions.

Améliorer l'hygiène du sommeil

La première étape pour améliorer le sommeil des personnes âgées consiste à mettre en place une **bonne hygiène du sommeil**. Il s'agit de pratiques qui favorisent un sommeil de qualité et qui peuvent réduire les réveils nocturnes.

1. **Maintenir une routine régulière** : Il est essentiel que les personnes âgées suivent une **routine de sommeil régulière**, se couchant et se levant à des heures fixes chaque jour. Cette régularité aide à renforcer leur horloge biologique et facilite l'endormissement.

2. **Optimiser l'environnement de sommeil** : L'aide-soignant peut intervenir pour ajuster l'environnement de sommeil, en s'assurant que la chambre soit confortable, calme et bien ventilée. La **température** doit être agréable, la lumière tamisée, et les bruits limités autant que possible. L'utilisation d'un matelas adapté et de coussins ergonomiques peut également améliorer le confort.

3. **Réduire les siestes longues** : Bien que les siestes soient bénéfiques, elles peuvent perturber le sommeil nocturne si elles sont trop longues ou trop tardives. L'aide-soignant doit encourager des siestes courtes (20 à 30 minutes) et en début d'après-midi, pour ne pas interférer avec l'endormissement le soir.

4. **Limiter les excitants** : Il est recommandé d'éviter la consommation d'**excitant** en fin de journée, comme la caféine (thé, café, boissons énergisantes) ou les repas trop copieux, qui peuvent perturber le sommeil.

Gestion des troubles spécifiques

1. **Traitement de l'apnée du sommeil** : Chez les personnes âgées souffrant d'apnée obstructive du sommeil, l'utilisation d'un **dispositif de ventilation en pression positive continue (CPAP)** peut considérablement améliorer la qualité du sommeil. L'aide-soignant doit s'assurer que l'appareil est correctement utilisé et que le patient se sent à l'aise avec le masque.

2. **Surveillance des effets secondaires des médicaments** : L'aide-soignant doit surveiller les **effets secondaires des médicaments**, en particulier ceux qui affectent le sommeil, et en discuter avec l'équipe médicale pour envisager des ajustements. Cela peut inclure la modification des horaires de prise des médicaments ou la réduction des doses pour minimiser les perturbations nocturnes.

3. **Prise en charge de la douleur** : Une **gestion efficace de la douleur** est essentielle pour améliorer le sommeil des personnes âgées souffrant de douleurs chroniques. L'aide-soignant peut proposer des solutions non pharmacologiques, comme l'utilisation de coussins ergonomiques, des massages légers, ou des techniques de relaxation avant le coucher.

Approches non pharmacologiques

Les **thérapies non médicamenteuses** sont souvent préférables pour traiter les troubles du sommeil chez les personnes âgées, car elles sont moins susceptibles de provoquer des effets secondaires.

1. **Thérapie cognitivo-comportementale (TCC)** : La TCC est une approche efficace pour traiter l'insomnie chronique. Elle aide les patients à identifier et à modifier les comportements et les pensées qui perturbent le sommeil. L'aide-soignant peut encourager le patient à

adopter des techniques de relaxation, à restructurer ses pensées anxieuses liées au sommeil, et à suivre des consignes spécifiques pour améliorer son rythme de sommeil.

2. **Techniques de relaxation** : Les techniques de relaxation, comme la **respiration profonde**, la **visualisation** ou la **méditation guidée**, peuvent aider à réduire l'anxiété et à favoriser un endormissement plus rapide.

3. **Exposition à la lumière** : Chez les personnes âgées souffrant de troubles du rythme circadien, l'**exposition à la lumière naturelle** pendant la journée peut être très bénéfique pour réguler leur horloge biologique. L'aide-soignant peut encourager des promenades quotidiennes ou l'utilisation de lampes de luminothérapie.

- Le sommeil chez l'enfant : Rôle de l'aide-soignant dans la surveillance des troubles du sommeil pédiatriques
  - Syndrome d'apnée obstructive de l'enfant

Le **syndrome d'apnée obstructive du sommeil (SAOS) chez l'enfant** est une pathologie respiratoire caractérisée par des **interruptions répétées de la respiration** pendant le sommeil, causées par une obstruction partielle ou complète des voies aériennes supérieures. Ce trouble est particulièrement préoccupant, car il peut avoir des conséquences importantes sur le développement physique, cognitif et émotionnel de l'enfant. Contrairement aux adultes, chez qui le SAOS est souvent associé à l'obésité, chez l'enfant, les causes principales incluent des anomalies anatomiques, comme des amygdales et des végétations adénoïdes hypertrophiées. Le **diagnostic précoce** et la **prise en charge adaptée** sont essentiels pour prévenir les complications et améliorer la qualité de vie des jeunes patients.

Manifestations cliniques du SAOS chez l'enfant

Les symptômes du SAOS chez l'enfant peuvent être difficiles à identifier, car ils diffèrent souvent de ceux observés chez les adultes. Les manifestations nocturnes et diurnes sont variées, et il est important de les reconnaître pour permettre un diagnostic précoce.

Symptômes nocturnes

1. **Ronflements fréquents** : Le signe le plus courant de l'apnée obstructive chez l'enfant est un **ronflement régulier**, souvent fort et perturbant. Ce ronflement peut être interrompu par des **pauses respiratoires** (apnées), suivies de reprises brusques de la respiration, parfois accompagnées de halètements ou de bruits de suffocation. Ces épisodes surviennent plusieurs fois par nuit, entraînant un sommeil fragmenté.

2. **Respiration buccale** : De nombreux enfants souffrant de SAOS respirent principalement par la bouche pendant leur sommeil, en raison d'une obstruction des voies nasales ou d'une hypertrophie des amygdales et des végétations adénoïdes. La **respiration buccale nocturne** peut entraîner une sécheresse buccale, un mal de gorge au réveil, et même des caries dentaires.

3. **Agitation nocturne** : Les enfants atteints de SAOS ont souvent un sommeil **très agité**. Ils changent fréquemment de position pendant la nuit, tirent sur leurs draps ou leur oreiller, et peuvent se réveiller en sueur. Cette agitation nocturne est due à la lutte pour maintenir les voies respiratoires ouvertes.

4. **Enurésie nocturne** : L'**énurésie nocturne** (pipi au lit) est plus fréquente chez les enfants souffrant de SAOS. Les apnées répétées peuvent entraîner des déséquilibres

hormonaux qui perturbent le contrôle de la vessie pendant le sommeil.

Symptômes diurnes

Les effets du SAOS ne se limitent pas à la nuit. Pendant la journée, les enfants souffrant de ce syndrome présentent souvent des **symptômes de privation de sommeil**, qui peuvent être confondus avec d'autres troubles.

1. **Somnolence diurne** : Contrairement aux adultes, chez qui la somnolence diurne est un symptôme classique de l'apnée, les enfants souffrant de SAOS peuvent présenter des signes d'**hyperactivité** au lieu d'une fatigue apparente. Cette hyperactivité est souvent interprétée à tort comme un trouble du déficit de l'attention avec ou sans hyperactivité (TDAH).

2. **Problèmes de concentration** : Le manque de sommeil profond et réparateur entraîne des difficultés de concentration et d'apprentissage. Les enfants peuvent avoir des **résultats scolaires médiocres**, des problèmes de mémoire et de raisonnement, et une irritabilité accrue.

3. **Retard de croissance** : Le SAOS peut également affecter la **croissance** de l'enfant. Le manque de sommeil profond perturbe la sécrétion d'hormones de croissance, ce qui peut entraîner un retard de développement physique, notamment une prise de poids insuffisante ou une petite taille par rapport à l'âge.

Causes et facteurs de risque du SAOS chez l'enfant

Le **syndrome d'apnée obstructive du sommeil chez l'enfant** est généralement lié à des causes anatomiques, bien que d'autres facteurs puissent également contribuer à son apparition.

1. **Hypertrophie des amygdales et des végétations adénoïdes** : Chez la plupart des enfants atteints de SAOS, les **amygdales et les végétations adénoïdes hypertrophiées** sont responsables de l'obstruction des voies respiratoires supérieures. Ces structures, situées à l'arrière de la gorge et du nez, deviennent trop grandes, surtout chez les jeunes enfants, ce qui empêche une respiration fluide pendant le sommeil.

2. **Obésité** : Bien que moins fréquent chez les enfants que chez les adultes, l'**obésité** est un facteur de risque du SAOS. L'accumulation de tissu adipeux autour des voies respiratoires peut contribuer à leur obstruction partielle pendant le sommeil.

3. **Anomalies craniofaciales** : Certaines anomalies anatomiques, comme un **menton rétracté** (rétrognathie) ou un **palais étroit**, peuvent entraîner une obstruction des voies respiratoires et augmenter le risque de SAOS. Les enfants atteints de syndromes comme la trisomie 21 ou le syndrome de Pierre Robin sont particulièrement exposés à ce risque.

4. **Antécédents familiaux** : Il existe également un **composant génétique** dans le SAOS. Les enfants dont les parents souffrent d'apnée du sommeil sont plus susceptibles de développer ce trouble.

Conséquences du SAOS non traité chez l'enfant

Si le syndrome d'apnée obstructive du sommeil n'est pas diagnostiqué et traité, il peut avoir des **conséquences graves** sur la santé physique et mentale de l'enfant, ainsi que sur son développement à long terme.

1. **Retard de développement** : L'interruption fréquente des cycles de sommeil profond perturbe la **croissance physique** et le **développement neurologique**. Un enfant

souffrant de SAOS non traité peut présenter des retards dans son développement moteur et cognitif.

2. **Troubles du comportement** : Les enfants atteints de SAOS peuvent souffrir de **problèmes de comportement** tels que l'agressivité, l'anxiété ou la dépression. Les troubles de l'humeur sont fréquents, en raison de l'impact direct du manque de sommeil sur la régulation émotionnelle.

3. **Complications cardiovasculaires** : L'apnée obstructive du sommeil entraîne une réduction de l'apport en oxygène pendant la nuit, ce qui peut affecter le système cardiovasculaire. À long terme, un SAOS non traité peut entraîner des **hypertensions** et augmenter le risque de **maladies cardiaques** à l'âge adulte.

4. **Difficultés scolaires** : Les troubles de concentration, la fatigue et les problèmes de mémoire dus à l'apnée peuvent entraîner un **échec scolaire** et des difficultés d'apprentissage à long terme. Ces enfants peuvent aussi être mal diagnostiqués avec un TDAH, ce qui retarde la prise en charge adaptée.

Diagnostic du SAOS chez l'enfant

Le diagnostic du SAOS chez l'enfant repose sur une **évaluation clinique approfondie** et des examens spécialisés.

1. **Examen clinique** : Le médecin commence par interroger les parents sur les habitudes de sommeil de l'enfant et les symptômes observés. Un examen physique permet de vérifier la présence de facteurs de risque, comme l'hypertrophie des amygdales ou des végétations adénoïdes, ou des anomalies faciales.

2. **Polysomnographie** : Le test le plus précis pour diagnostiquer le SAOS est la **polysomnographie** (ou

étude du sommeil). Cet examen est généralement réalisé en laboratoire et consiste à surveiller plusieurs paramètres pendant le sommeil de l'enfant, tels que la respiration, les niveaux d'oxygène, les mouvements oculaires et l'activité cérébrale. Cela permet de mesurer la fréquence et la gravité des épisodes d'apnée.

Prise en charge du SAOS chez l'enfant

La prise en charge du SAOS chez l'enfant dépend de la cause sous-jacente et de la sévérité des symptômes. Plusieurs approches sont possibles, en fonction de chaque situation.

1. **Ablation des amygdales et des végétations adénoïdes** : Pour la plupart des enfants souffrant de SAOS lié à une hypertrophie des amygdales et des végétations adénoïdes, la **chirurgie** est le traitement de référence. L'**amygdalectomie** et l'**adénoïdectomie** permettent de dégager les voies respiratoires supérieures et d'améliorer la respiration pendant le sommeil.

2. **Ventilation en pression positive continue (CPAP)** : Dans les cas où la chirurgie n'est pas efficace ou n'est pas indiquée, la **CPAP** est utilisée. Ce dispositif délivre de l'air sous pression à travers un masque nasal, maintenant ainsi les voies respiratoires ouvertes pendant le sommeil.

3. **Perte de poids** : Pour les enfants souffrant d'obésité, une **perte de poids** progressive et encadrée par un professionnel de santé peut contribuer à réduire les symptômes du SAOS en diminuant la pression exercée sur les voies respiratoires.

4. **Traitement orthodontique** : Dans certains cas, des **appareils orthodontiques** peuvent être nécessaires pour corriger des anomalies dentaires ou craniofaciales contribuant à l'obstruction des voies respiratoires.

o   Troubles respiratoires et neurologiques du sommeil chez les enfants

Les **troubles respiratoires et neurologiques du sommeil chez les enfants** représentent un défi médical complexe en raison de leurs répercussions sur la santé et le développement global de l'enfant. Ces troubles peuvent affecter la qualité du sommeil, perturber les fonctions respiratoires et avoir un impact sur les capacités cognitives, le comportement et le bien-être général. Alors que les troubles respiratoires du sommeil, tels que l'apnée obstructive, sont relativement bien connus, les troubles neurologiques, comme la narcolepsie ou les parasomnies, sont souvent moins identifiés. Une prise en charge adaptée et une surveillance attentive sont cruciales pour prévenir les complications à long terme et permettre aux enfants de bénéficier d'un sommeil réparateur essentiel à leur développement.

Les troubles respiratoires du sommeil chez les enfants

Les **troubles respiratoires du sommeil** sont fréquents chez les enfants et incluent des conditions où la respiration est perturbée pendant le sommeil, provoquant des réveils fréquents, une somnolence diurne, et des impacts sur le développement et la qualité de vie. Le plus courant de ces troubles est le **syndrome d'apnée obstructive du sommeil (SAOS)**, mais d'autres conditions comme le ronflement primaire et les hypoventilations peuvent également affecter les enfants.

Le syndrome d'apnée obstructive du sommeil (SAOS)

Le **SAOS** est l'un des troubles respiratoires les plus fréquents chez les enfants, caractérisé par des pauses respiratoires répétées pendant le sommeil, causées par une obstruction partielle ou complète des voies aériennes supérieures. Il est généralement causé par une **hypertrophie des amygdales et des végétations adénoïdes**, qui bloquent la circulation de l'air.

Les symptômes du SAOS chez l'enfant incluent des **ronflements** réguliers, des **pauses respiratoires**, une **respiration buccale** pendant la nuit, et des épisodes d'**agitation nocturne**. Ces enfants peuvent se réveiller fatigués et présenter des signes de **somnolence diurne**, d'**hyperactivité** ou de **troubles de l'attention**. Le SAOS, s'il n'est pas pris en charge, peut entraîner des complications comme des troubles de la croissance, une hypertension pulmonaire, et des problèmes de comportement.

La prise en charge du SAOS repose souvent sur une **amygdalectomie** ou une **adénoïdectomie** pour dégager les voies aériennes, mais dans certains cas, des dispositifs comme la **ventilation en pression positive continue (CPAP)** peuvent être utilisés.

Hypoventilation et troubles respiratoires centraux

Certains enfants souffrent d'**hypoventilation**, où les niveaux de dioxyde de carbone dans le sang augmentent pendant le sommeil en raison d'une respiration inadéquate. Ce problème peut être causé par des conditions neurologiques, comme le **syndrome d'hypoventilation centrale congénitale (SHCC)**, où le cerveau ne parvient pas à réguler correctement la respiration pendant le sommeil. Les enfants atteints de cette pathologie peuvent ne pas se réveiller en réponse à une accumulation de dioxyde de carbone, ce qui peut être dangereux.

Les **troubles respiratoires centraux**, qui incluent l'apnée centrale du sommeil, se produisent lorsque le cerveau cesse momentanément de signaler aux muscles de respirer. Ces troubles sont moins fréquents que le SAOS, mais ils sont souvent observés chez les enfants souffrant de pathologies neurologiques ou cardiaques. La **polysomnographie** est souvent nécessaire pour établir un diagnostic, et la prise en charge peut inclure une **ventilation assistée** ou un suivi régulier des fonctions respiratoires.

Les troubles neurologiques du sommeil chez les enfants

Les **troubles neurologiques du sommeil** touchent directement les mécanismes de régulation du sommeil et de l'éveil, entraînant des symptômes parfois subtils mais ayant un impact profond sur la vie quotidienne de l'enfant. Ces troubles incluent des conditions comme la **narcolepsie**, les **parasomnies** (somnambulisme, terreurs nocturnes), et les **troubles de l'éveil**.

La narcolepsie chez l'enfant

La **narcolepsie** est un trouble neurologique chronique qui affecte la régulation du sommeil et de l'éveil. Bien que rare, la narcolepsie peut apparaître dès l'enfance et entraîner une somnolence diurne excessive, des épisodes soudains de sommeil incontrôlable (attaques de sommeil), et des épisodes de **cataplexie** (perte soudaine du tonus musculaire déclenchée par des émotions fortes).

Les enfants atteints de narcolepsie peuvent également avoir des **hallucinations hypnagogiques** (visions ou sensations intenses survenant à l'endormissement) et des **paralysies du sommeil** (incapacité temporaire de bouger ou de parler au réveil). Ces symptômes peuvent être déconcertants et effrayants pour les enfants et leurs parents.

Le diagnostic de la narcolepsie repose sur des tests spécifiques, comme la **polysomnographie** et le **test de latence d'endormissement multiple (TLEM)**, qui mesurent les cycles de sommeil et l'apparition du sommeil paradoxal (REM) anormalement rapide. Le traitement de la narcolepsie inclut souvent des médicaments stimulant la vigilance, comme le modafinil, ainsi que des mesures comportementales, comme l'ajustement des heures de sommeil et la planification de siestes diurnes.

Les parasomnies chez l'enfant

Les **parasomnies** regroupent un ensemble de comportements anormaux survenant pendant le sommeil, comme le **somnambulisme**, les **terreurs nocturnes**, et les **cauchemars fréquents**. Ces troubles sont plus fréquents chez les enfants que chez les adultes et sont généralement associés à des phases spécifiques du sommeil.

1. **Somnambulisme** : Le somnambulisme est un trouble de l'éveil survenant pendant le sommeil lent profond. Les enfants affectés peuvent se lever de leur lit, marcher, ou accomplir des actions simples tout en étant endormis. Le somnambulisme peut être exacerbé par le stress, la privation de sommeil, ou la fièvre, mais il tend à disparaître à l'adolescence. Il est essentiel de **sécuriser l'environnement** de l'enfant pour éviter les accidents pendant les épisodes de somnambulisme.

2. **Terreurs nocturnes** : Les terreurs nocturnes surviennent généralement au cours du premier tiers de la nuit, pendant le sommeil profond, et se caractérisent par des cris soudains, de la panique, et une agitation intense. Contrairement aux cauchemars, les enfants ne se souviennent généralement pas des terreurs nocturnes. Ces épisodes peuvent être effrayants pour les parents, mais ils sont souvent bénins et tendent à disparaître avec l'âge.

3. **Cauchemars fréquents** : Les **cauchemars** sont des rêves effrayants qui surviennent pendant le sommeil paradoxal et peuvent provoquer des réveils avec des souvenirs précis de l'expérience onirique. Ils sont fréquents chez les enfants, surtout en période de stress ou d'anxiété. Si les cauchemars deviennent récurrents et perturbent le sommeil de manière significative, il peut être utile de travailler avec un psychologue pour gérer le stress ou les facteurs sous-jacents.

Prise en charge des troubles respiratoires et neurologiques du sommeil chez les enfants

La **prise en charge** des troubles du sommeil chez les enfants repose sur un **diagnostic précis** et une approche individualisée en fonction du trouble et de sa sévérité. Les troubles respiratoires du sommeil, comme le SAOS, nécessitent souvent une intervention chirurgicale ou l'utilisation d'un appareil de ventilation, tandis que les troubles neurologiques, comme la narcolepsie, peuvent être gérés avec des médicaments et des ajustements comportementaux.

1. **Polysomnographie** : Le **diagnostic** des troubles du sommeil chez les enfants passe généralement par une **polysomnographie** en laboratoire, qui permet d'évaluer les cycles de sommeil, la respiration et les mouvements corporels pendant la nuit. Cette étude est essentielle pour diagnostiquer l'apnée du sommeil, la narcolepsie, et d'autres troubles respiratoires ou neurologiques du sommeil.

2. **Interventions chirurgicales** : Dans le cas du SAOS causé par une hypertrophie des amygdales ou des végétations adénoïdes, l'**amygdalectomie** ou l'**adénoïdectomie** est souvent la première ligne de traitement. Ces interventions permettent de libérer les voies respiratoires et d'améliorer la qualité du sommeil de l'enfant.

3. **Thérapies comportementales** : Pour les enfants souffrant de **parasomnies**, comme le somnambulisme ou les terreurs nocturnes, des interventions comportementales peuvent être efficaces. L'établissement d'une **routine du coucher** apaisante, la réduction du stress et la gestion des horaires de sommeil peuvent contribuer à réduire les épisodes. Dans certains cas, une **thérapie cognitivo-comportementale** (TCC) peut être utile pour traiter les cauchemars ou les troubles du sommeil liés à l'anxiété.

4. **Médicaments** : Pour les enfants souffrant de **narcolepsie,** des **médicaments stimulant la vigilance** peuvent être prescrits pour améliorer la qualité de l'éveil pendant la journée. La gestion pharmacologique peut également inclure des antidépresseurs pour réduire la cataplexie ou les hallucinations hypnagogiques.

5. **Éducation des parents et des enfants** : L'**éducation** des parents et de l'enfant est essentielle pour gérer les troubles du sommeil à la maison. Les parents doivent apprendre à reconnaître les signes d'aggravation, à adapter l'environnement de sommeil de leur enfant, et à travailler avec des professionnels de santé pour assurer une prise en charge complète.

- Les femmes et le sommeil : Impact des cycles hormonaux et de la grossesse sur le sommeil
  - Prise en charge des troubles du sommeil liés à la grossesse (syndrome des jambes sans repos, insomnie)

La **prise en charge des troubles du sommeil liés à la grossesse** est un enjeu crucial pour le bien-être des futures mères. Durant la grossesse, de nombreuses femmes connaissent des difficultés à maintenir un sommeil de qualité, en raison des changements hormonaux, physiques et psychologiques propres à cette période. Parmi les troubles les plus fréquents, on retrouve l'**insomnie** et le **syndrome des jambes sans repos** (SJSR). Ces troubles peuvent avoir un impact significatif sur la qualité de vie et la santé globale des femmes enceintes, nécessitant des stratégies adaptées pour en atténuer les symptômes et favoriser un sommeil réparateur. Une prise en charge précoce et personnalisée permet de prévenir les complications liées à la privation de sommeil, tout en améliorant le confort quotidien de la femme enceinte.

Les troubles du sommeil fréquents pendant la grossesse

Durant la grossesse, les troubles du sommeil sont fréquents et peuvent se manifester à différents trimestres, en fonction des **changements physiologiques** et des **inconforts physiques**. Ces troubles sont souvent exacerbés au troisième trimestre, lorsque la prise de poids, la taille du fœtus et les besoins physiologiques augmentent.

Insomnie

L'**insomnie** est probablement le trouble du sommeil le plus courant chez les femmes enceintes. Elle peut se manifester par des difficultés à s'endormir, des réveils nocturnes fréquents ou un réveil précoce sans pouvoir se rendormir. Les causes de l'insomnie pendant la grossesse sont multiples et incluent :

1. **Changements hormonaux** : Les fluctuations des niveaux d'**œstrogènes** et de **progestérone** affectent les cycles de sommeil. La progestérone, en particulier, augmente la somnolence diurne mais peut rendre le sommeil nocturne plus fragmenté.

2. **Inconfort physique** : À mesure que la grossesse progresse, l'inconfort lié à la croissance du fœtus devient plus important. La **prise de poids**, les **douleurs lombaires**, les **crampes musculaires**, ou la **pression sur la vessie** (qui entraîne des envies fréquentes d'uriner la nuit) peuvent perturber le sommeil. Au troisième trimestre, la difficulté à trouver une position de sommeil confortable devient une source majeure d'insomnie.

3. **Anxiété et stress** : Les préoccupations liées à la grossesse, à l'accouchement, ou à l'arrivée du bébé peuvent générer de l'**anxiété** et du **stress**, qui contribuent à l'insomnie. De nombreuses femmes ressentent une inquiétude accrue la

nuit, entraînant des ruminations et des difficultés à se détendre.

Syndrome des jambes sans repos (SJSR)

Le **syndrome des jambes sans repos** (SJSR) est un autre trouble du sommeil fréquemment observé pendant la grossesse, touchant environ 10 à 30 % des femmes enceintes, avec une prévalence accrue au troisième trimestre. Ce syndrome se caractérise par une **sensation désagréable** dans les jambes (fourmillements, picotements, tiraillements), accompagnée d'un besoin irrépressible de bouger les jambes, surtout au repos, comme lors du coucher.

1. **Carences en fer** : L'une des causes majeures du SJSR pendant la grossesse est une **carence en fer** ou en **acide folique**. La grossesse augmente les besoins en fer de l'organisme pour soutenir la croissance du fœtus et la production de globules rouges. Lorsque ces besoins ne sont pas couverts, la carence en fer peut déclencher ou aggraver les symptômes du SJSR.

2. **Changements hormonaux** : Les **modifications hormonales**, notamment l'augmentation des niveaux de progestérone, peuvent également jouer un rôle dans l'apparition du SJSR, en altérant la régulation des neurotransmetteurs impliqués dans le contrôle des mouvements des membres.

Le SJSR est souvent plus intense en fin de journée ou pendant la nuit, rendant l'endormissement difficile et perturbant le sommeil. Ce trouble peut aussi entraîner des réveils fréquents et une **fatigue diurne** importante.

Prise en charge de l'insomnie pendant la grossesse

La **prise en charge de l'insomnie** pendant la grossesse doit être adaptée, en privilégiant des approches non pharmacologiques pour limiter les risques pour la mère et le fœtus. L'objectif est d'améliorer l'hygiène de sommeil, de soulager les inconforts physiques et de gérer l'anxiété liée à la grossesse.

1. **Amélioration de l'hygiène de sommeil** : Adopter une bonne hygiène de sommeil est essentiel pour améliorer la qualité du repos nocturne. Cela inclut des habitudes simples, comme :

   o **Établir une routine régulière** : Se coucher et se lever à des heures régulières aide à synchroniser l'horloge biologique.

   o **Créer un environnement propice au sommeil** : La chambre doit être calme, sombre et fraîche, avec un matelas et des oreillers adaptés pour soutenir le corps. Utiliser des oreillers supplémentaires pour soutenir le ventre, le dos et les jambes peut améliorer le confort.

   o **Limiter les siestes trop longues** : Si les siestes peuvent être bénéfiques pour récupérer, elles ne doivent pas excéder 30 minutes, surtout en fin d'après-midi, afin de ne pas interférer avec le sommeil nocturne.

2. **Gestion de l'anxiété et du stress** : L'anxiété est une cause fréquente d'insomnie pendant la grossesse. Des techniques de relaxation comme la **respiration profonde**, la **méditation** ou le **yoga prénatal** peuvent aider à apaiser l'esprit avant le coucher. La **thérapie cognitivo-comportementale (TCC)**, qui cible les pensées et comportements perturbateurs du sommeil, peut être particulièrement utile pour les femmes souffrant d'insomnie chronique.

3. **Réduire les excitants** : Les femmes enceintes doivent éviter les **excitant** comme la caféine, surtout en fin de journée. Il est également recommandé d'éviter les repas lourds ou épicés le soir, qui peuvent provoquer des reflux gastriques et gêner le sommeil.

4. **Gestion des inconforts physiques** : Utiliser des oreillers pour **soutenir le ventre et les jambes**, se coucher sur le côté gauche (pour améliorer la circulation sanguine vers le fœtus), et porter des vêtements confortables peuvent améliorer le confort nocturne. En cas de douleurs lombaires, des exercices doux de **renforcement musculaire** ou des massages prénatals peuvent être bénéfiques.

Prise en charge du syndrome des jambes sans repos (SJSR) pendant la grossesse

La gestion du SJSR pendant la grossesse repose sur des **mesures comportementales** et parfois des ajustements nutritionnels, en raison de la relation entre le SJSR et les carences en fer.

1. **Supplémentation en fer** : Si une carence en fer ou en **acide folique** est identifiée chez la femme enceinte, une supplémentation appropriée peut significativement améliorer les symptômes du SJSR. Il est important que les niveaux de **ferritine** soient surveillés pendant la grossesse, et que le traitement soit ajusté en fonction des besoins.

2. **Activité physique modérée** : Des exercices doux, comme la **marche**, le **yoga prénatal** ou des étirements des jambes, peuvent aider à réduire les symptômes du SJSR en augmentant la circulation sanguine et en améliorant la relaxation musculaire. Il est recommandé d'éviter les exercices trop intenses en soirée, car ils peuvent exacerber le SJSR.

3. **Techniques de relaxation** : Des techniques de relaxation, comme le **bain chaud** avant le coucher, les **massages des jambes**, ou l'application de **compresses chaudes** ou froides, peuvent soulager temporairement l'inconfort des jambes et favoriser l'endormissement.

4. **Éviter les déclencheurs** : Certaines habitudes peuvent aggraver les symptômes du SJSR. Par exemple, la consommation de **caféine** et de **sucre** peut exacerber les sensations de jambes agitées. Il est conseillé de les limiter, surtout en fin de journée.

Chapitre 11

Gestion des Urgences Nocturnes et Réactions Appropriées

- Les urgences cardiaques et respiratoires pendant les études de sommeil

Les **urgences cardiaques et respiratoires** qui surviennent pendant les études de sommeil sont des événements critiques qui nécessitent une intervention rapide et une surveillance attentive. Ces urgences peuvent survenir dans le cadre d'une étude polysomnographique, utilisée pour diagnostiquer divers troubles du sommeil comme l'apnée obstructive du sommeil, ou lors de la surveillance de patients souffrant de pathologies sous-jacentes graves. Les patients participant à ces études peuvent présenter des **risques accrus** de complications en raison de maladies cardiaques ou respiratoires non diagnostiquées ou mal contrôlées, ou d'une vulnérabilité exacerbée par les troubles du sommeil. Il est donc essentiel que les professionnels de santé, y compris les aides-soignants, soient bien préparés à identifier les signes avant-coureurs de ces urgences et à intervenir de manière adéquate pour assurer la sécurité du patient.

Les urgences cardiaques pendant les études de sommeil

Les **urgences cardiaques** qui peuvent survenir pendant une étude de sommeil sont souvent liées à des troubles préexistants, comme l'**insuffisance cardiaque**, l'**arythmie** ou la **maladie coronarienne**, mais elles peuvent aussi être déclenchées ou exacerbées par des apnées sévères ou d'autres troubles respiratoires du sommeil. Parmi les événements les plus fréquents, on retrouve les **arythmies graves**, les **crises d'angor** (douleur thoracique due à une ischémie cardiaque), et dans les cas les plus graves, l'**infarctus du myocarde**.

Les arythmies nocturnes

Les arythmies cardiaques, telles que la **fibrillation auriculaire**, les **tachycardies ventriculaires** ou les **extrasystoles ventriculaires**, peuvent être déclenchées ou aggravées par les **apnées du sommeil** et les désaturations en oxygène qui en résultent. Lors d'une apnée, l'arrêt temporaire de la respiration entraîne une chute de l'oxygénation sanguine et une activation du système nerveux sympathique, provoquant une élévation de la fréquence cardiaque et une augmentation de la pression artérielle. Cette situation peut devenir critique chez les patients présentant des **facteurs de risque cardiaque**, car elle peut favoriser des épisodes d'arythmie ou des crises d'angor.

Pendant une étude de sommeil, il est crucial de surveiller les **variations du rythme cardiaque** à l'aide de capteurs de fréquence cardiaque et d'électrodes ECG intégrés à la polysomnographie. Les professionnels doivent être attentifs à tout signe de **tachycardie** ou de **bradycardie** extrême, et à toute irrégularité qui pourrait signaler une décompensation cardiaque. Si une arythmie sévère est détectée, une intervention médicale immédiate peut être nécessaire, incluant l'administration de médicaments antiarythmiques ou la mise en place d'un **monitoring cardiaque** renforcé.

Infarctus du myocarde et crises d'angor

L'infarctus du myocarde est l'une des complications les plus graves qui peut survenir pendant une étude de sommeil, surtout chez les patients souffrant d'une **maladie coronarienne** ou de **syndrome coronarien aigu**. Les épisodes d'hypoxie, causés par des apnées obstructives sévères, augmentent le stress sur le cœur et peuvent déclencher une crise cardiaque, en particulier pendant la phase de réveil ou lors d'une désaturation sévère.

Les signes à surveiller incluent une **douleur thoracique** intense, irradiant souvent vers le bras, la mâchoire ou le dos, accompagnée de **sueurs froides**, de **nausées** ou d'une sensation d'oppression. L'aide-soignant doit alerter immédiatement l'équipe médicale et suivre les protocoles d'urgence, qui peuvent inclure l'administration d'oxygène, de dérivés nitrés pour soulager la douleur, et, si nécessaire, le transfert du patient en unité de soins intensifs pour une prise en charge cardiologique.

Les urgences respiratoires pendant les études de sommeil

Les **urgences respiratoires** sont fréquentes dans le cadre des études du sommeil, en particulier chez les patients souffrant de **syndrome d'apnée obstructive du sommeil (SAOS)** ou de **maladies respiratoires chroniques**, comme la **BPCO** ou l'**asthme**. Les troubles respiratoires du sommeil, qui incluent les apnées obstructives, les apnées centrales et l'hypoventilation, peuvent provoquer des désaturations en oxygène, une hypercapnie (élévation du CO_2 dans le sang), et entraîner une insuffisance respiratoire aiguë.

Apnées sévères et désaturation en oxygène

Chez les patients souffrant de **syndrome d'apnée obstructive du sommeil**, les apnées répétées provoquent des interruptions du flux d'air, entraînant des épisodes d'**hypoxémie** (baisse de l'oxygène dans le sang). Ces épisodes peuvent être brefs mais fréquents, avec des désaturations sévères qui perturbent le sommeil et compromettent la fonction cardiorespiratoire.

La **désaturation sévère** en oxygène est une urgence respiratoire qui peut entraîner des symptômes graves tels que des **dyspnées**, des **cyanoses** (coloration bleutée des lèvres et des extrémités), une **tachypnée** (respiration rapide) et des réveils fréquents avec une sensation d'étouffement. Si ces signes apparaissent pendant une étude du sommeil, l'aide-soignant doit immédiatement alerter le médecin en charge. Le traitement consiste souvent à administrer de l'**oxygène** ou à ajuster les paramètres d'un dispositif de **ventilation en pression positive continue (CPAP)**, afin de maintenir les voies respiratoires ouvertes et de rétablir une oxygénation normale.

Insuffisance respiratoire aiguë

L'**insuffisance respiratoire aiguë** peut survenir chez les patients ayant des comorbidités comme la BPCO, l'insuffisance cardiaque ou d'autres troubles pulmonaires chroniques. Elle peut se manifester par une **détresse respiratoire** marquée, une **incapacité à maintenir une saturation en oxygène adéquate**, et une **acidose respiratoire** (accumulation de dioxyde de carbone dans le sang).

Pendant une étude de sommeil, les patients atteints de BPCO ou d'insuffisance respiratoire chronique sont particulièrement vulnérables aux complications liées à une **hypoventilation** ou à une désaturation. L'insuffisance respiratoire aiguë se manifeste par une **fatigue respiratoire** (incapacité à respirer efficacement), une **respiration paradoxale** (mouvement anormal de la poitrine et de l'abdomen), et des signes d'hypoxie sévère. Dans ces cas, il est impératif d'administrer de l'**oxygène**, et dans les situations les plus graves, d'envisager une **ventilation assistée**, telle que la **ventilation non invasive** ou, en cas de défaillance respiratoire avancée, une **intubation** et un transfert en soins intensifs.

Rôle de l'aide-soignant et mesures d'urgence

L'**aide-soignant** joue un rôle essentiel dans la détection précoce des urgences cardiaques et respiratoires pendant les études de sommeil. Il ou elle est en première ligne pour surveiller les **signes vitaux**, observer les **changements dans le comportement respiratoire** ou cardiaque, et identifier les **signes d'aggravation**.

1. **Surveillance des signes vitaux** : L'aide-soignant doit surveiller attentivement les paramètres enregistrés pendant la polysomnographie, y compris la saturation en oxygène, la fréquence cardiaque et la respiration. Tout changement brusque ou dégradation de ces paramètres doit être immédiatement signalé à l'équipe médicale.

2.   **Intervention rapide** : Lorsqu'une urgence est identifiée, l'aide-soignant doit suivre les protocoles d'urgence spécifiques au centre ou à l'hôpital, comme l'administration d'oxygène, le repositionnement du patient pour améliorer la respiration, ou l'activation de dispositifs de ventilation mécanique si nécessaire.

3.   **Coordination avec l'équipe médicale** : En cas d'urgence grave, comme un infarctus du myocarde ou une insuffisance respiratoire aiguë, l'aide-soignant doit coordonner l'intervention avec l'équipe médicale, tout en maintenant une surveillance continue des paramètres vitaux. Cela peut inclure la préparation du matériel de réanimation, l'administration de médicaments prescrits en urgence, ou l'organisation d'un transfert vers des unités de soins intensifs.

4.   **Documentation rigoureuse** : Chaque épisode critique survenu pendant une étude de sommeil doit être rigoureusement documenté, avec des détails sur les événements, les interventions effectuées et l'évolution de l'état du patient. Cette documentation est essentielle pour le suivi médical et l'ajustement des traitements.

- Interventions rapides face à des arrêts respiratoires chez les patients sous CPAP

Les **arrêts respiratoires** chez les patients sous **ventilation en pression positive continue** (CPAP) nécessitent des **interventions rapides** et adaptées, car ils peuvent représenter une urgence vitale, surtout chez les patients souffrant de troubles respiratoires graves comme le **syndrome d'apnée obstructive du sommeil** (SAOS). La CPAP est un traitement essentiel pour ces patients, car elle maintient les voies respiratoires ouvertes pendant le sommeil, prévenant les apnées obstructives et les désaturations en oxygène. Cependant, il peut arriver que, malgré l'utilisation de la CPAP, des arrêts respiratoires surviennent, nécessitant une intervention immédiate pour rétablir une respiration efficace et prévenir les complications liées à l'hypoxie. Dans ces situations, l'aide-soignant, souvent en première ligne, joue un rôle crucial pour identifier rapidement le problème et intervenir de manière appropriée.

Causes possibles des arrêts respiratoires sous CPAP

Avant d'aborder les interventions, il est important de comprendre pourquoi des **arrêts respiratoires** peuvent survenir chez un patient sous CPAP. Ces événements peuvent être liés à plusieurs facteurs :

1. **Fuite d'air du masque** : Un problème courant est une **mauvaise étanchéité** du masque CPAP. Si le masque n'est pas correctement ajusté ou si la pression de l'air s'échappe, les voies respiratoires peuvent à nouveau se fermer, provoquant des arrêts respiratoires. La fuite d'air peut également causer un assèchement des voies respiratoires, rendant la respiration plus difficile.

2. **Paramétrage inadéquat de la pression** : La pression d'air délivrée par la CPAP doit être suffisamment élevée pour maintenir les voies aériennes ouvertes. Si les réglages de pression sont trop bas, cela peut entraîner des apnées persistantes. À l'inverse, une pression trop élevée peut provoquer des réveils fréquents ou des troubles respiratoires.

3. **Positionnement du patient** : La position du corps pendant le sommeil, surtout si le patient est allongé sur le dos, peut favoriser les **obstructions des voies respiratoires**, même avec une CPAP. La gravité aggrave l'effondrement des tissus mous de la gorge, particulièrement chez les patients obèses ou présentant une hypertrophie des amygdales ou des tissus adénoïdes.

4. **Problèmes techniques avec l'appareil** : Un dysfonctionnement technique de la machine CPAP,

comme une coupure de courant ou un défaut de fonctionnement, peut interrompre l'apport en air sous pression, entraînant des arrêts respiratoires.

5. **Apnées centrales** : Dans certains cas, les patients peuvent présenter des **apnées centrales** plutôt qu'obstructives. Contrairement à l'apnée obstructive, où les voies respiratoires sont bloquées, l'apnée centrale survient lorsque le cerveau ne transmet pas correctement le signal respiratoire. La CPAP peut ne pas être suffisante pour traiter ce type d'apnée, nécessitant une approche différente, telle que l'utilisation de la ventilation à deux niveaux de pression (BiPAP) ou d'un dispositif spécifique pour les apnées centrales.

Interventions immédiates en cas d'arrêt respiratoire sous CPAP

Lorsque des arrêts respiratoires surviennent chez un patient sous CPAP, il est crucial d'intervenir **rapidement et efficacement** pour rétablir une respiration normale. Voici les étapes à suivre pour assurer une prise en charge optimale :

1. Vérifier la position du masque et ajuster la CPAP

La première étape consiste à **vérifier l'ajustement du masque**. Si le masque a bougé ou s'il y a une fuite d'air visible ou audible, cela peut entraîner une inefficacité de la CPAP. Il faut donc repositionner correctement le masque, en s'assurant qu'il est bien ajusté au visage du patient sans être trop serré, ce qui pourrait provoquer de l'inconfort ou une irritation cutanée.

Si une fuite d'air persiste malgré un bon ajustement, il est possible que le **masque soit inadapté** au patient. Dans ce cas, l'aide-soignant peut suggérer d'essayer un autre type de masque (nasal, facial ou narinaire) pour assurer une meilleure étanchéité.

2. Vérifier les paramètres de pression

Si l'arrêt respiratoire persiste malgré l'ajustement du masque, il est essentiel de vérifier que la **pression de la CPAP** est correctement réglée. Un paramètre de pression insuffisant ne sera pas efficace pour maintenir les voies respiratoires ouvertes. Si les réglages sont modifiables, ajuster la pression peut aider à résoudre le problème.

Dans certains cas, il peut être nécessaire de basculer vers un mode de **ventilation à deux niveaux (BiPAP)**, qui alterne entre deux pressions (inspiratoire et expiratoire), offrant ainsi un soutien respiratoire plus adapté, notamment pour les patients ayant des apnées centrales.

3. Changer la position du patient

La **position du patient** joue un rôle clé dans la prévention des apnées obstructives. Si le patient est allongé sur le dos, il est recommandé de le repositionner sur le côté. La position latérale réduit le risque d'effondrement des voies respiratoires supérieures et favorise un meilleur flux d'air. L'aide-soignant peut utiliser des oreillers ou des dispositifs de positionnement pour maintenir cette position et améliorer le confort du patient.

4. Vérifier le fonctionnement de la machine

Il est aussi essentiel de **vérifier le bon fonctionnement** de l'appareil CPAP. Les problèmes techniques, comme une **panne de courant** ou un **dysfonctionnement du dispositif**, peuvent entraîner une interruption de l'apport en air pressurisé. Si une coupure de courant est détectée, il peut être nécessaire de brancher l'appareil à une source d'alimentation d'urgence ou de vérifier les connexions électriques.

Si la machine présente un problème mécanique ou un défaut de fonctionnement, il est crucial d'informer l'équipe technique ou de **changer l'appareil** si un autre est disponible.

5. Administrer de l'oxygène en cas de désaturation sévère

Si l'arrêt respiratoire provoque une **désaturation en oxygène** importante, avec des signes comme une **cyanose** (coloration bleue des lèvres ou des doigts) ou des **dyspnées** sévères, l'administration d'**oxygène supplémentaire** peut être nécessaire pour rétablir une saturation normale. Dans ce cas, l'aide-soignant doit administrer l'oxygène via un masque ou une lunette nasale, tout en continuant à surveiller les paramètres vitaux.

6. Surveillance des signes vitaux et évaluation continue

Il est impératif de **surveiller en continu** les signes vitaux du patient, en particulier la fréquence respiratoire, la saturation en oxygène et la fréquence cardiaque. Si des anomalies persistent, ou si l'état du patient se dégrade (augmentation de la tachycardie, baisse critique de la saturation), il est essentiel de **contacter immédiatement l'équipe médicale** pour une évaluation plus approfondie.

7. Identifier les signes d'apnées centrales

Si, malgré une ventilation adéquate et une bonne étanchéité du masque, les apnées persistent, il est possible que le patient présente des **apnées centrales**. Ces apnées, dues à une absence de commande respiratoire du cerveau, ne répondent pas à la CPAP classique. Dans ce cas, un passage à la **ventilation à deux niveaux (BiPAP)** ou à un dispositif spécifique pour les apnées centrales (comme l'**adaptive servo-ventilation**) peut être nécessaire.

- Gestion des crises de panique ou de confusion nocturne chez les patients

La **gestion des crises de panique ou de confusion nocturne** chez les patients est un aspect essentiel des soins, particulièrement en milieu hospitalier ou dans les centres de soins spécialisés, comme les unités de sommeil ou les services gériatriques. Ces crises, qui peuvent survenir chez des patients souffrant de pathologies variées telles que les troubles anxieux, la démence, ou encore les troubles du sommeil, nécessitent une intervention rapide et adaptée pour apaiser le patient, prévenir les complications, et rétablir un environnement de sommeil propice à la détente. Une approche calme, empathique et méthodique est essentielle pour répondre aux besoins immédiats du patient tout en minimisant les perturbations de son état mental.

Les crises de panique nocturne : Causes et manifestations

Les **crises de panique nocturne**, souvent associées à des troubles anxieux comme le trouble panique, peuvent survenir sans avertissement pendant le sommeil. Ces épisodes peuvent être particulièrement déstabilisants pour les patients, car ils sont généralement marqués par un **réveil soudain** accompagné d'une **intense sensation de peur**, sans cause apparente, et s'accompagnent souvent de symptômes physiques marquants.

Symptômes typiques d'une crise de panique nocturne

- **Palpitations** ou **tachycardie**
- **Sensation de suffocation** ou de difficulté à respirer
- **Transpiration excessive**
- **Tremblements** ou **secousses musculaires**
- **Vertiges** ou **sensations de faiblesse**
- Sentiment de **perte de contrôle** ou de **peur intense**
- **Sensations de mort imminente** ou de catastrophe imminente

Ces symptômes peuvent durer quelques minutes mais sont vécus comme extrêmement éprouvants par le patient. Après une crise, les patients peuvent être désorientés, angoissés et avoir du mal à retrouver leur calme, voire à se rendormir.

Interventions en cas de crise de panique nocturne

1. **Rassurer le patient et établir un contact apaisant**
   La première étape consiste à **rassurer** le patient en parlant calmement, en utilisant une voix douce et apaisante. Le soignant doit se présenter de manière calme, expliquer où il se trouve, et rappeler au patient qu'il est en sécurité. Il est essentiel de créer un sentiment de protection, surtout si le patient est encore en état de confusion ou désorienté après son réveil soudain.

2. **Encourager la respiration contrôlée**
   Un des moyens les plus efficaces pour apaiser une crise de panique est d'encourager le patient à **contrôler sa respiration**. Les patients en crise de panique respirent souvent de manière rapide et superficielle (hyperventilation), ce qui aggrave les symptômes physiques. Le soignant peut guider le patient dans des exercices de **respiration lente et profonde**. Par exemple, demander au patient d'inspirer par le nez pendant 4 secondes, de retenir sa respiration pendant 2 secondes, puis d'expirer lentement par la bouche pendant 6 secondes.

3. **Réduire les stimuli environnants**
   L'environnement peut exacerber la crise de panique. Il est important de **réduire les stimuli** susceptibles d'aggraver l'anxiété, comme la lumière vive, les bruits perturbateurs ou les activités autour du patient. Si possible, tamiser les lumières et créer une atmosphère calme et silencieuse. Utiliser des accessoires apaisants, comme des couvertures lourdes ou des oreillers confortables, peut aider à rétablir un sentiment de sécurité.

4. **Encourager la relaxation musculaire**
   Le **relâchement musculaire** progressif est une technique qui peut aider à diminuer l'anxiété. En guidant doucement le patient à contracter puis relâcher différents groupes

musculaires, en commençant par les pieds et en remontant progressivement vers la tête, on permet au corps de se détendre physiquement, ce qui réduit l'intensité des symptômes de panique.

5. **Éviter la minimisation des symptômes**
   Il est important de **ne pas minimiser** la crise de panique. Ce que vit le patient est très réel et intense. Plutôt que de dire des phrases comme "ne t'inquiète pas" ou "ce n'est rien", il est préférable de valider les émotions du patient et de le guider vers la détente en soulignant que la crise est temporaire et qu'il va progressivement retrouver son calme.

Les épisodes de confusion nocturne : Causes et manifestations

La **confusion nocturne** (ou délirium nocturne) est un autre phénomène fréquent, surtout chez les personnes âgées ou les patients atteints de maladies neurodégénératives comme la **maladie d'Alzheimer** ou la **démence vasculaire**. Elle peut aussi survenir chez des patients hospitalisés ou ceux ayant un état de santé fragile, en raison de **troubles du sommeil**, de **déséquilibres électrolytiques**, de **médicaments**, ou d'**infections**. Ces épisodes se manifestent souvent par un état d'**agitation**, d'**angoisse**, ou de **désorientation**, souvent associé à un réveil brusque au milieu de la nuit.

Symptômes typiques d'une confusion nocturne

- **Désorientation dans le temps et l'espace** (le patient ne sait plus où il est ni quelle heure il est)
- **Incohérence dans les propos** ou **discours confus**
- **Agitation** ou **comportement agressif** (tentative de se lever, déambulation, refus des soins)
- **Anxiété** ou **peur injustifiée**
- Difficulté à reconnaître les personnes ou les lieux familiers

Ces épisodes peuvent durer plusieurs minutes, voire heures, et sont souvent exacerbés par l'environnement hospitalier ou les perturbations de la routine du sommeil.

Interventions en cas de confusion nocturne

1. **Réorienter le patient avec douceur**
   Lors d'une crise de confusion, il est crucial de **réorienter le patient** en lui rappelant où il se trouve, quel est le moment de la journée, et pourquoi il est là. Cela peut être fait de manière répétée et calme. Par exemple, dire : "Vous êtes à l'hôpital, il est 2 heures du matin, tout va bien. Vous vous êtes réveillé, mais vous pouvez vous rendormir."

2. **Créer un environnement apaisant**
   La confusion nocturne est souvent exacerbée par les **stimuli sensoriels** ou les changements dans l'environnement. Il est utile de tamiser les lumières, de s'assurer que le patient est confortable, et de limiter les bruits perturbateurs. Les objets familiers, comme une couverture ou un oreiller personnel, peuvent aider à rassurer le patient.

3. **Encourager le contact physique rassurant**
   Un **contact physique** doux, comme tenir la main du patient ou poser doucement une main sur son épaule, peut procurer un sentiment de sécurité. Il est important de s'assurer que le patient est d'accord pour ce type de contact, car certains peuvent être réticents ou effrayés par des contacts inattendus en état de confusion.

4. **Éviter la confrontation**
   Si le patient est agité ou refuse de se calmer, il est essentiel d'**éviter la confrontation** ou les ordres autoritaires, qui pourraient aggraver l'agitation. Il est préférable d'adopter une attitude rassurante et de parler lentement, en répétant calmement les informations nécessaires jusqu'à ce que le patient se détende.

5. Assurer la sécurité du patient

Si le patient tente de se lever ou de se déplacer alors qu'il est confus, il y a un **risque accru de chute**. Il est important de rester près du patient, de l'aider à rester assis ou couché, et d'appeler du renfort si nécessaire pour garantir sa sécurité. Utiliser des barrières de lit ou des alarmes de mouvement peut aussi être envisagé pour les patients particulièrement à risque de chute.

6. Surveiller les facteurs sous-jacents

La confusion nocturne peut être le signe d'un problème médical sous-jacent, comme une infection (notamment urinaire chez les personnes âgées), des déséquilibres électrolytiques, ou des effets secondaires médicamenteux. L'aide-soignant doit signaler ces épisodes à l'équipe médicale afin de déterminer s'il est nécessaire de faire des examens complémentaires ou d'ajuster le traitement.

- Protocoles d'urgence : L'importance de la formation spécifique pour les aides-soignants

Les **protocoles d'urgence** sont des outils essentiels pour assurer une prise en charge rapide, efficace et sécuritaire des situations critiques. Ils fournissent un cadre structuré que les soignants doivent suivre pour répondre aux urgences médicales, qu'elles soient respiratoires, cardiaques, neurologiques ou autres. **L'importance de la formation spécifique pour les aides-soignants** dans ces situations est capitale, car ces professionnels de santé sont souvent les premiers à réagir face à une urgence. Une formation approfondie et continue permet aux aides-soignants d'acquérir les compétences nécessaires pour reconnaître rapidement les signes d'une détérioration de l'état de santé, appliquer les premiers gestes de secours, et collaborer efficacement avec l'équipe médicale.

Les rôles clés des aides-soignants dans la gestion des urgences

Les aides-soignants sont des acteurs de première ligne dans la prise en charge des patients. Leur **proximité avec les patients** et leur capacité à identifier rapidement les changements dans l'état de santé font d'eux des intervenants essentiels en cas d'urgence. Bien que leur rôle ne soit pas de poser un diagnostic médical, ils sont souvent les premiers à observer les signes d'une complication et à enclencher les protocoles d'urgence. Leur réactivité et leur capacité à mettre en œuvre les **gestes de premiers secours** sont cruciales pour stabiliser le patient en attendant l'intervention de l'équipe médicale.

Surveillance des signes précoces

Une partie importante du rôle des aides-soignants dans les situations d'urgence est la **surveillance des signes vitaux** et des symptômes précoces qui peuvent annoncer une détérioration de l'état du patient. Cela inclut la mesure régulière de la fréquence cardiaque, de la pression artérielle, de la saturation en oxygène, et de la fréquence respiratoire, mais aussi l'observation des changements dans l'apparence physique ou le comportement du patient.

Les **signes précoces** pouvant indiquer une urgence incluent :

- **Détresse respiratoire** : Difficulté à respirer, respiration rapide ou superficielle, cyanose, ou signes d'hypoxie (manque d'oxygène).
- **Douleur thoracique** : Un patient qui se plaint de douleur thoracique peut être en train de subir un infarctus du myocarde.
- **Altération de l'état mental** : Un changement soudain dans la conscience, la confusion, ou des convulsions peuvent signaler une urgence neurologique.

- **Chute brutale des paramètres vitaux** : Hypotension sévère, bradycardie ou tachycardie, ou baisse critique de la saturation en oxygène.

La capacité des aides-soignants à **reconnaître rapidement ces signes** est essentielle pour déclencher le processus d'intervention d'urgence.

Interventions initiales et application des protocoles

Les aides-soignants doivent maîtriser les **protocoles d'urgence** adaptés aux différentes situations médicales. Ces protocoles, développés en collaboration avec l'équipe médicale, détaillent les actions spécifiques à entreprendre en cas de détresse respiratoire, d'arrêt cardiaque, d'attaque cérébrale, ou d'autres situations critiques. Parmi les interventions initiales que les aides-soignants peuvent être amenés à réaliser figurent :

1. **Appel à l'aide** : Dès les premiers signes d'urgence, l'aide-soignant doit alerter l'équipe soignante en activant le système d'**appel d'urgence** ou en contactant directement l'équipe de soins intensifs.

2. **Premiers gestes de réanimation** : En cas d'arrêt cardiorespiratoire, l'aide-soignant doit être formé à initier les **gestes de réanimation cardio-pulmonaire (RCP)**, notamment les compressions thoraciques et, si nécessaire, l'utilisation d'un **défibrillateur automatisé externe (DAE)**. Cette intervention précoce augmente considérablement les chances de survie en cas de crise cardiaque.

3. **Gestion de l'obstruction des voies respiratoires** : Si un patient présente une obstruction des voies aériennes, l'aide-soignant doit appliquer la **manœuvre de Heimlich** pour dégager les voies respiratoires. En cas d'échec, il peut être amené à initier des techniques de dégagement en fonction des protocoles spécifiques à son établissement.

4. **Administration d'oxygène** : En cas de **désaturation en oxygène** ou de détresse respiratoire, l'aide-soignant, après avoir reçu la formation nécessaire, peut administrer de l'**oxygène** à travers un masque ou une lunette nasale en attendant l'arrivée des médecins. Il est crucial de savoir ajuster correctement le débit d'oxygène en fonction des besoins du patient.

L'importance de la formation spécifique pour les aides-soignants

Une formation spécifique en gestion des urgences est indispensable pour les aides-soignants, car elle leur permet de développer des compétences techniques et pratiques adaptées aux situations critiques. Cette formation doit inclure plusieurs aspects fondamentaux :

1. Maîtrise des gestes d'urgence

L'une des compétences centrales pour les aides-soignants est la **maîtrise des gestes d'urgence**, qu'il s'agisse de la réanimation cardio-pulmonaire, de l'utilisation du défibrillateur ou des manœuvres d'urgence pour dégager les voies respiratoires. Les formations en **gestes de premiers secours** doivent être répétées régulièrement, car dans les situations d'urgence, la rapidité et la précision des gestes sont déterminantes. La formation doit également inclure des simulations régulières afin que les aides-soignants puissent s'exercer à appliquer les protocoles d'urgence dans des conditions réalistes.

2. Connaissance des équipements d'urgence

Les aides-soignants doivent être formés à utiliser efficacement les **équipements d'urgence**, tels que les **défibrillateurs**, les **dispositifs d'oxygénothérapie**, et d'autres équipements essentiels à la réanimation ou à la gestion des détresses respiratoires et cardiaques. La maîtrise de ces équipements est indispensable pour éviter toute perte de temps en cas d'urgence. Cela inclut non seulement leur utilisation, mais aussi la vérification régulière de leur bon fonctionnement et de leur disponibilité.

3. Gestion du stress et communication en situation d'urgence

Les situations d'urgence peuvent être extrêmement stressantes, tant pour le patient que pour l'équipe soignante. La capacité des aides-soignants à **gérer le stress** est cruciale pour leur permettre de réagir avec calme et efficacité. La formation doit inclure des modules sur la gestion du stress en situation de crise, ainsi que des exercices pratiques pour apprendre à **prioriser les actions** et à maintenir une communication claire avec le reste de l'équipe médicale.

Une bonne **communication** est essentielle pour coordonner les efforts en situation d'urgence. L'aide-soignant doit savoir transmettre rapidement et efficacement les informations importantes à l'équipe médicale, comme l'état du patient, les interventions déjà réalisées, et les paramètres vitaux.

4. Sensibilisation aux particularités des patients vulnérables

Les urgences peuvent se présenter différemment selon les catégories de patients. Les **personnes âgées**, les **patients en soins palliatifs** ou les **enfants** peuvent présenter des signes moins évidents ou atypiques en cas de détresse respiratoire ou cardiaque. Une formation spécifique sur les urgences dans ces populations vulnérables est essentielle pour adapter les interventions aux besoins particuliers de chaque patient. Par exemple, chez les personnes âgées souffrant de démence, une confusion soudaine peut être un signe précurseur d'un infarctus ou d'une hypoxie.

5. Suivi post-urgence et documentation

Après la gestion de l'urgence, il est essentiel que l'aide-soignant participe au **suivi post-urgence**. Cela inclut l'observation continue des paramètres vitaux du patient, la gestion des effets secondaires des interventions, et la participation à la documentation de l'événement dans le dossier médical. Une bonne documentation permet de garder une trace précise des événements, des gestes réalisés, et de l'évolution de l'état du patient, ce qui est essentiel pour ajuster la prise en charge à long terme.

Conclusion et Perspectives

- Les défis actuels du service de médecine du sommeil

Le **service de médecine du sommeil** fait face à plusieurs défis actuels qui impactent la qualité des soins, l'efficacité des diagnostics et la prise en charge des patients souffrant de troubles du sommeil. Ces défis sont liés à l'évolution des connaissances scientifiques, à la complexité croissante des pathologies, à la gestion des ressources humaines et technologiques, ainsi qu'à l'importance de l'éducation des patients et des professionnels. Face à une demande de soins en constante augmentation, il devient crucial de relever ces défis pour offrir un accompagnement adapté aux besoins des patients.

1. L'augmentation de la prévalence des troubles du sommeil

L'un des défis majeurs auxquels les services de médecine du sommeil sont confrontés est la **prévalence croissante des troubles du sommeil**, en particulier dans des populations vieillissantes ou exposées à des facteurs de risque comme l'obésité, le stress chronique, et les modes de vie sédentaires. Parmi les troubles les plus fréquents, on retrouve le **syndrome d'apnée obstructive du sommeil (SAOS)**, l'**insomnie chronique**, le **syndrome des jambes sans repos** et la **narcolepsie**.

La hausse de ces pathologies est liée à divers facteurs :

- **Obésité** : L'obésité, qui augmente le risque d'apnée du sommeil, est en hausse dans de nombreux pays. Cette comorbidité aggrave souvent le diagnostic et la gestion du SAOS.
- **Stress et modernité** : L'augmentation du stress et des modes de vie modernes, marqués par une utilisation excessive des écrans et des horaires de travail irréguliers, perturbent le cycle circadien et favorisent l'insomnie.
- **Vieillissement de la population** : Les personnes âgées sont plus susceptibles de souffrir de troubles du sommeil

liés à des comorbidités, comme les maladies cardiovasculaires, neurologiques ou respiratoires.

Ces facteurs ont entraîné une **augmentation de la demande** de consultations et d'études du sommeil, ce qui crée une pression importante sur les services de médecine du sommeil, qui doivent répondre à un afflux de patients toujours plus nombreux.

2. Complexité des diagnostics et prise en charge des comorbidités

La **complexité des troubles du sommeil**, souvent associés à des comorbidités multiples, constitue un autre défi. Les patients atteints de troubles respiratoires du sommeil, comme l'apnée obstructive, sont souvent également touchés par des maladies cardiovasculaires, des troubles métaboliques (comme le diabète), ou des affections psychiatriques (dépression, anxiété). Ces comorbidités nécessitent une prise en charge globale et multidisciplinaire, impliquant plusieurs spécialistes.

Le **diagnostic des troubles du sommeil** devient de plus en plus complexe, car il doit prendre en compte ces interactions entre les différentes pathologies. Par exemple, un patient souffrant de SAOS et d'insuffisance cardiaque nécessitera une approche thérapeutique différente de celle d'un patient sans comorbidité. De plus, certaines conditions comme les **apnées centrales** ou les **syndromes d'hypoventilation** peuvent être sous-diagnostiquées, nécessitant une expertise et une technologie de pointe pour les détecter.

3. Délais de diagnostic et de traitement

Les **délais d'attente** pour accéder à une consultation ou à une polysomnographie (l'examen de référence pour diagnostiquer les troubles du sommeil) constituent un défi de taille. En raison de la **demande croissante** et des ressources limitées, les délais d'attente pour une étude du sommeil peuvent être longs, allant de plusieurs mois à une année dans certains cas. Cela retarde le diagnostic et la mise en place de traitements efficaces, ce qui peut avoir un impact négatif sur la santé et la qualité de vie des patients.

Les conséquences de ces délais incluent :

- **Aggravation des symptômes** : Les patients souffrant de troubles sévères comme l'apnée du sommeil peuvent voir leur état se dégrader sans prise en charge rapide.
- **Risque de complications** : Des troubles non traités, comme l'apnée du sommeil, augmentent le risque de maladies cardiovasculaires, d'accidents vasculaires cérébraux et d'accidents liés à la somnolence diurne.

Pour pallier ces défis, les services de médecine du sommeil doivent explorer des **alternatives diagnostiques** telles que les **moniteurs portables** à domicile, qui permettent de détecter certains troubles du sommeil plus rapidement sans nécessiter un séjour prolongé en laboratoire.

4. Formation et expertise des professionnels de santé

La médecine du sommeil est une spécialité en pleine évolution, ce qui impose aux professionnels de santé de suivre des **formations continues** pour rester à jour sur les dernières avancées scientifiques et technologiques. Cependant, l'accès à ces formations peut être limité par les contraintes budgétaires des établissements ou par le manque de personnel formé dans cette spécialité.

De plus, le **manque de sensibilisation** à l'importance des troubles du sommeil dans les services médicaux non spécialisés, comme la médecine générale ou les services de soins ambulatoires, est un autre défi. De nombreux troubles du sommeil sont sous-diagnostiqués ou mal orientés vers des services spécialisés, ce qui entraîne un retard dans la prise en charge. Il est donc crucial de former non seulement les spécialistes du sommeil, mais aussi les médecins généralistes, les infirmiers et les aides-soignants à reconnaître les symptômes de ces troubles et à orienter les patients vers les soins appropriés.

5. Intégration des nouvelles technologies

Les **avancées technologiques** dans le domaine de la médecine du sommeil offrent de nouvelles opportunités pour améliorer la prise en charge des patients, mais elles représentent également un défi. L'intégration des technologies, comme les **moniteurs portables**, les **dispositifs connectés** et les **applications de suivi du sommeil**, peut faciliter le diagnostic et le suivi à distance des patients. Cependant, ces outils nécessitent des **investissements** et une **adaptation des pratiques cliniques**.

La mise en œuvre de technologies de télésurveillance, par exemple, permet de suivre les patients à domicile, mais cela exige des compétences spécifiques de la part du personnel soignant et une infrastructure adaptée pour traiter et interpréter les données en temps réel. De plus, l'utilisation de ces technologies soulève des questions concernant la **protection des données personnelles** et la confidentialité des informations médicales.

6. Adhésion des patients aux traitements

L'un des défis majeurs dans la médecine du sommeil est l'**adhésion des patients aux traitements**, notamment pour ceux souffrant de SAOS. L'utilisation de la **ventilation en pression positive continue (CPAP)**, bien que très efficace, peut être mal tolérée par certains patients en raison de l'inconfort du masque, du bruit de l'appareil, ou d'effets secondaires tels que la sécheresse nasale ou les irritations cutanées.

Encourager les patients à **adhérer aux traitements** nécessite une approche centrée sur l'éducation et le suivi régulier. Les patients doivent être bien informés des **bénéfices** du traitement à long terme, et des solutions doivent être proposées pour améliorer leur confort, telles que l'ajustement du masque ou l'utilisation d'humidificateurs.

7. Impact de la pandémie de COVID-19

La **pandémie de COVID-19** a également bouleversé les services de médecine du sommeil, avec des **retards dans les diagnostics** en raison des fermetures temporaires des centres de sommeil et des restrictions sanitaires. De plus, certains patients ayant contracté le COVID-19 peuvent présenter des **séquelles respiratoires** qui exacerbent des troubles du sommeil préexistants ou en créent de nouveaux. Cela a conduit à une demande accrue de soins spécialisés en sommeil, tout en limitant les ressources disponibles.

Les **défis actuels du service de médecine du sommeil** sont multiples et nécessitent des réponses adaptées pour améliorer la qualité des soins et répondre à une demande croissante. La gestion de la prévalence des troubles du sommeil, l'amélioration des délais de diagnostic, l'intégration des nouvelles technologies, et la formation continue des professionnels sont autant de leviers pour surmonter ces obstacles. La mise en place de stratégies innovantes, comme l'utilisation des moniteurs portables et l'amélioration de l'adhésion aux traitements, contribuera à optimiser la prise en charge des patients et à réduire les complications associées aux troubles du sommeil non traités.

- Encouragement pour les nouveaux aides-soignants : Trouver du sens et de la passion dans ce domaine

Devenir **aide-soignant** est bien plus qu'un simple emploi : c'est un engagement profond envers l'accompagnement, le soin, et le soutien des personnes les plus vulnérables. Pour les **nouveaux aides-soignants**, il est naturel de ressentir une certaine appréhension face à la complexité du métier et aux nombreuses responsabilités qu'il comporte. Cependant, c'est également une occasion unique de découvrir un **sens profond** dans chaque interaction avec les patients, de cultiver la **passion pour le soin**, et de bâtir des relations humaines authentiques. Trouver du sens et de la satisfaction dans ce métier, malgré ses défis, est non seulement possible, mais aussi essentiel pour s'épanouir et prospérer dans cette profession.

Trouver du sens dans chaque geste de soin

L'une des caractéristiques les plus précieuses du travail d'aide-soignant est l'impact direct que l'on peut avoir sur la **qualité de vie** des patients. Les soins quotidiens, aussi simples soient-ils, comme aider un patient à s'habiller, lui donner à manger, ou simplement être à ses côtés dans un moment difficile, sont des actes de **bienveillance** qui peuvent transformer leur journée.

Chaque petit geste contribue à offrir du **confort** et à maintenir la **dignité** des personnes prises en charge. Pour les patients qui peuvent se sentir isolés ou vulnérables, la présence bienveillante et attentive d'un aide-soignant est un soutien inestimable. Reconnaître la valeur de ces interactions permet de comprendre que le soin va bien au-delà des tâches techniques : c'est un moyen de **réhumaniser le quotidien** des patients.

Cultiver la passion pour l'accompagnement humain

Le métier d'aide-soignant est profondément enraciné dans la **relation humaine**. C'est un domaine où l'empathie, l'écoute et la compréhension sont aussi importantes que les compétences techniques. Pour les nouveaux aides-soignants, il est essentiel de se rappeler que chaque patient est une personne unique avec une histoire, des émotions, et des besoins spécifiques. Approcher chaque soin avec cette perspective peut transformer le travail quotidien en un **échange significatif**.

Cette dimension relationnelle est aussi un levier pour **cultiver la passion**. Prendre le temps de connaître les patients, d'apprendre à comprendre leurs craintes, leurs espoirs et leurs désirs permet de créer des liens forts et enrichissants. Ces moments partagés sont souvent des sources d'apprentissage, car les patients eux-mêmes peuvent offrir une **richesse de perspectives** et de **leçons de vie**.

S'épanouir à travers les défis

Il ne faut pas nier que le métier d'aide-soignant comporte des **défis**. Les journées peuvent être physiquement et émotionnellement exigeantes. Gérer des situations difficiles, comme la douleur, la perte d'autonomie, ou encore l'accompagnement en fin de vie, peut parfois sembler accablant. Pourtant, c'est souvent dans ces moments-là que le rôle de l'aide-soignant prend tout son sens.

Les défis sont l'occasion de **développer des compétences** et de se découvrir des forces insoupçonnées. Apprendre à gérer des situations de stress, à prendre des décisions rapides, et à rester calme dans l'urgence sont autant de qualités qui se développent avec l'expérience. Ces compétences non seulement renforcent la confiance en soi, mais elles enrichissent également la capacité à être un pilier de soutien pour les patients.

Trouver de la reconnaissance et du respect

Si le métier d'aide-soignant peut parfois sembler discret ou méconnu, il est pourtant l'une des **colonnes vertébrales** du système de santé. Les soignants, les médecins et les infirmiers comptent sur le travail des aides-soignants pour assurer une prise en charge complète et de qualité des patients. Cette reconnaissance professionnelle est importante, car elle témoigne de l'importance du travail accompli au quotidien.

De plus, la **reconnaissance des patients** et de leurs familles est une source inestimable de motivation. Pour beaucoup de patients, les aides-soignants sont les visages familiers qu'ils voient chaque jour, les personnes à qui ils se confient et sur qui ils comptent. Cette confiance et ce lien de proximité sont des marques de respect profondes qui valorisent chaque moment passé au service des autres.

Apprendre en continu

Le métier d'aide-soignant est aussi une formidable opportunité d'**apprendre en permanence**. Chaque jour apporte son lot de nouvelles expériences, de nouveaux patients et de nouvelles situations. Cet environnement dynamique favorise une **évolution constante**, tant sur le plan personnel que professionnel.

Pour les nouveaux aides-soignants, il est important de se rappeler que la formation ne s'arrête jamais. Chaque interaction avec un patient est une chance d'apprendre, que ce soit en observant des techniques de soins spécifiques, en affinant ses compétences relationnelles, ou en développant des connaissances sur des pathologies et traitements. Il existe également de nombreuses opportunités de formation continue pour approfondir ses compétences et évoluer dans la carrière, qu'il s'agisse de spécialisation ou d'évolution vers des postes à responsabilité.

Trouver un équilibre personnel

Enfin, il est essentiel de **trouver un équilibre** entre la vie professionnelle et la vie personnelle. Le métier d'aide-soignant peut être éprouvant, et il est important de prendre soin de soi pour pouvoir prendre soin des autres. S'accorder des moments de repos, pratiquer des activités qui procurent du bien-être, et entretenir un réseau de soutien personnel sont des éléments cruciaux pour maintenir une **bonne santé mentale** et un **équilibre émotionnel**.

Cet équilibre aide à rester motivé et passionné par le métier. En apprenant à reconnaître ses propres besoins et à gérer son énergie, les aides-soignants peuvent mieux naviguer dans les moments de stress ou d'épuisement, tout en continuant à fournir des soins de qualité.

- L'importance de l'engagement et du développement des compétences tout au long de la carrière

L'engagement et le **développement des compétences tout au long de la carrière** sont des éléments essentiels pour garantir une pratique professionnelle épanouissante et efficace, particulièrement dans le domaine de la santé. Pour les aides-soignants, comme pour tous les professionnels de la santé, l'évolution des connaissances, des technologies et des pratiques de soin impose un apprentissage continu. Cet engagement non seulement renforce les compétences techniques et relationnelles, mais il permet aussi de rester motivé, de faire face aux défis, et de s'adapter aux nouvelles exigences du métier. L'investissement dans le développement personnel et professionnel est donc un levier majeur pour une carrière durable, épanouissante et riche en opportunités.

L'engagement personnel : un moteur essentiel pour la qualité des soins

L'engagement personnel des aides-soignants se reflète dans leur **volonté de se perfectionner**, d'apprendre et de s'adapter aux besoins changeants des patients et du système de santé. Cela va bien au-delà de l'application des compétences acquises au cours de la formation initiale. Un soignant engagé est celui qui, au quotidien, cherche à s'améliorer, à comprendre ses patients et à affiner ses méthodes de travail.

Cet engagement se manifeste par plusieurs aspects :

- **Le souci d'offrir des soins de qualité** : L'engagement pousse à toujours chercher des moyens d'améliorer la prise en charge des patients, que ce soit à travers de petites attentions ou en perfectionnant des gestes techniques.
- **L'écoute active et l'empathie** : Être engagé dans son rôle, c'est aussi se montrer à l'écoute des besoins et des attentes des patients, afin de leur offrir des soins adaptés à leur

situation, en tenant compte de leurs spécificités physiques et psychologiques.

- **La remise en question** : Un soignant engagé est capable de se remettre en question, d'évaluer ses pratiques et d'ajuster ses actions en fonction des retours des patients, des collègues ou des évolutions du secteur.

L'engagement personnel ne profite pas seulement aux patients, il est aussi une source de **motivation** et de **satisfaction professionnelle**. En étant impliqué dans son métier, chaque aide-soignant peut ressentir le **sens profond** de son travail et nourrir une passion durable pour le soin.

L'importance du développement des compétences techniques et relationnelles

Les soins de santé évoluent constamment, avec l'apparition de nouvelles technologies, de nouvelles techniques et de nouvelles attentes de la part des patients. Dans ce contexte, le **développement des compétences** devient essentiel pour rester à jour et répondre aux défis contemporains du métier.

Compétences techniques

Le développement des **compétences techniques** est fondamental pour garantir la sécurité et l'efficacité des soins. Les aides-soignants doivent maîtriser une large gamme de gestes techniques, allant des soins d'hygiène et de confort à la surveillance des paramètres vitaux, en passant par la manipulation de dispositifs médicaux.

Les innovations technologiques, telles que les **dispositifs connectés** pour la surveillance à distance, ou les nouvelles méthodes de diagnostic et de traitement, exigent une adaptation continue. Par exemple, les aides-soignants travaillant dans des services spécialisés comme la médecine du sommeil doivent maîtriser l'utilisation d'appareils spécifiques comme les **CPAP** (appareils de ventilation en pression positive continue) ou les équipements de **polysomnographie**.

Le suivi de **formations continues** permet de se tenir informé des avancées médicales et d'apprendre de nouvelles techniques, contribuant ainsi à améliorer la qualité des soins dispensés. De plus, le développement des compétences techniques permet d'éviter les **gestes inappropriés** ou les erreurs, qui peuvent nuire à la sécurité des patients.

Compétences relationnelles et humaines

Au-delà des compétences techniques, le métier d'aide-soignant exige des compétences **relationnelles** fortes. La relation de soin repose sur la **confiance**, le **respect** et la **communication**. Développer ses compétences relationnelles permet de mieux comprendre les besoins des patients, de gérer les situations de stress ou de détresse, et d'offrir un accompagnement personnalisé.

Les formations en **communication thérapeutique** ou en **gestion des conflits** aident à mieux interagir avec les patients et leurs familles, notamment dans des situations délicates comme l'annonce d'un mauvais pronostic ou l'accompagnement en fin de vie. Ces compétences permettent également de renforcer le travail en **équipe pluridisciplinaire**, qui est essentiel dans les établissements de santé.

Le développement de ces compétences favorise également l'épanouissement personnel, car il permet d'aborder les relations humaines avec plus de sérénité et de confiance, en renforçant la capacité à gérer des situations émotionnellement difficiles.

L'adaptation aux évolutions du métier et aux besoins des patients

Le secteur de la santé est en constante évolution, avec des changements fréquents dans les protocoles de soins, les technologies médicales et les attentes des patients. Le

vieillissement de la population, l'augmentation des **maladies chroniques**, ainsi que l'évolution des normes et des réglementations médicales nécessitent une **mise à jour régulière** des connaissances et des pratiques.

Les aides-soignants doivent donc se tenir informés des nouvelles **approches thérapeutiques** et des **avancées scientifiques**, pour être en mesure d'adapter leur pratique aux besoins actuels. Cela implique une curiosité constante et une volonté d'apprendre, que ce soit à travers des **formations continues**, des **conférences**, ou des **lectures spécialisées**.

De plus, les besoins des patients eux-mêmes évoluent. De nos jours, les patients sont plus informés et participent activement à la gestion de leur santé. Ils attendent des soignants qu'ils soient capables de répondre à leurs questions, de leur fournir des explications claires et d'adapter les soins à leurs besoins individuels. Le développement de **compétences pédagogiques** permet aux aides-soignants d'accompagner les patients dans la gestion de leur santé, notamment dans l'éducation thérapeutique et la prévention.

Les opportunités de progression professionnelle

Le développement des compétences est également un levier pour **l'évolution professionnelle**. Au fil des années, les aides-soignants peuvent accéder à des **postes à responsabilité** ou se spécialiser dans des domaines précis, tels que la gériatrie, la médecine du sommeil, ou les soins palliatifs.

Par exemple, un aide-soignant qui développe ses compétences techniques et relationnelles dans un service de médecine du sommeil pourra évoluer vers des **fonctions spécialisées**, comme l'assistance aux examens polysomnographiques, la gestion des patients sous ventilation non invasive, ou encore la coordination de l'éducation des patients.

Les opportunités de **formations certifiantes** ou de **diplômes complémentaires** offrent également la possibilité d'évoluer vers des fonctions de cadre ou d'encadrement. L'engagement dans le développement des compétences est donc une clé pour **bâtir une carrière enrichissante**, tout en continuant à offrir des soins de qualité.

La satisfaction personnelle et l'épanouissement professionnel

Le développement des compétences tout au long de la carrière permet également d'assurer une **satisfaction personnelle** et un **épanouissement professionnel**. Se perfectionner, apprendre de nouvelles techniques, et relever des défis professionnels permettent de se sentir valorisé et utile.

Ce sentiment de progression favorise également le **bien-être au travail**. Les aides-soignants qui prennent l'initiative de développer leurs compétences sont généralement plus confiants dans leurs capacités, plus à l'aise face aux défis quotidiens, et moins exposés au risque de **burnout**. En effet, l'évolution constante et l'apprentissage permettent d'éviter la **routine** et le sentiment de stagnation, deux facteurs souvent associés à la démotivation.